U0072279

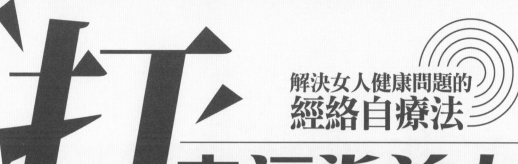

打

解決女人健康問題的
經絡自療法

幸福拳美人

宣印 導師◎著

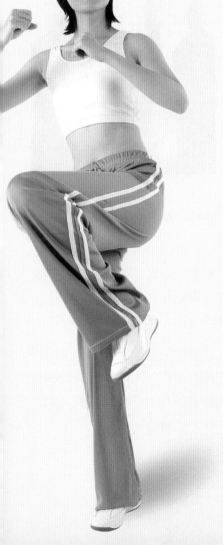

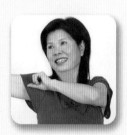

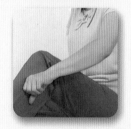

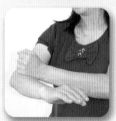

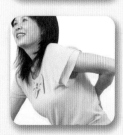

打氣溫筋，最棒的美人運動

宣印 導師

氣，能溫暖人體的每一個器官，

打幸福拳重在「打氣溫筋」，

使人體「陰陽平和」，

骨骼強壯，頭髮濃密，臉部沒有皺紋，

讓自己看起來年輕、再年輕一點，

讓女人「有氣」成為大美人。

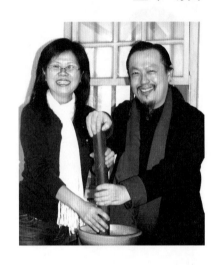

　　本書獻給從20至80餘歲的女人，打除壓力、憂慮與憤怒，打出健康並增加整體的「幸福感」。

　　有些人不到30看起來卻像50好幾，原因是沒「氣」了。氣，決定女人外貌的美感，而心理快樂決定了無限健康，經絡拳認為「氣血再生」所需要的不是妙藥而是「經絡振動」，才能做到讓女人健康、幸福。

　　其實女人並不怕「老」，歲月摧殘下真正害怕的是顯出老態，美麗不再，所以身體在振盪氣血的引導下，呈現出蓬勃生機，人的智慧與情緒智性會增加，能寬容他人，必然也將獲得他人寬容以待，這種良性的人際互動可以讓妳的心情更加喜悅、體內氣血的循環更加順暢。

　　「幸福拳」透過打氣溫筋，感受身體從未發覺過的痛點，這種痛點潛藏著身體未來可能的疾病，正是所謂的「病痛所在」。打幸福拳將體內紊亂的氣機調順，讓淤滯的氣血通暢起來，人生自然就一通百通，一拳打通百脈順，當疼痛釋放掉了，疾病就消除了。

　　「養身先養心，養心先打氣」，本書在幫助每一位女人成為打氣美人的養生家，尤其是對工作與家庭兩頭忙的現代職業婦女，天生直覺敏銳，能夠充分瞭解各種方法對自己的健康，甚至全家人的健康能夠有什麼具體幫助，因此，真正學會控制自己的情緒，才真正懂得養心，才能真正學會「養身與養生」。

　　打氣溫筋，是最棒的女人運動，幫助身體更鬆柔。因為人體不動會生鏽，透過「溫筋」可以讓身體動起來，讓平日不自覺的疼痛逐漸釋放掉，根據統計，女性對疼痛的承受能力比男性高，幸福拳認為不動或少動的女人，無疑是放棄自己優越的本質。

　　《黃帝內經》開篇就說「恬淡虛無，真氣從之；精神內守，病安從來」。打氣溫筋的自療法，是在實踐精神內守，就像女人受孕、懷胎腹部隆起到胎兒出生的圓滿過程，當女人身體發現問題所在的位置與真正原因時，只要透過打幸福拳「身心合一」而隨心所欲，讓母子兩人進入渾然忘我、放鬆的境界，心情自然產生一種愉悅的「自癒力」，將「經絡不通」給消除，讓疼痛釋放掉，然後，做一個快樂和智慧的女人。

　　氣是充滿身體的能量，氣的強弱代表了自癒力的強弱，氣本身的糾結還會導致各種病痛的發生，很多身體上的問題都和氣沒有正常運行有關。打氣的自療價值能「溫筋養顏」，也能讓身體瞭解真正的需求，例如：痰愈多代表氣滯的情況持續累積，身體沒有足夠的氣可以化痰，因此不是「拍打肺經就可以化痰」這麼單純的思維，氣不足才是問題的根本，長期不能改善就成為不容易治療的問題。

以「打氣自癒」化痰，練習前務必將雙手搓熱，接著以小幅度或大幅度的拍打全身至溫熱，讓身體享受熱的輕鬆律動，律動後洗熱水澡加強代謝效果更好，操作時記得多喝溫水，連續操作五天，痰的問題就能夠獲得改善，再持續操作可以痊癒。

就飲食而言，建議多痰的人多食用薑，以薑作菜煮湯、煮茶都可以，夏天吃嫩薑、冬天吃老薑，感覺寒冷時，喝溫熱的紅糖薑水，可收加強活血行氣的效果。

現今，已經到了人類全體同步成長的年代，我們在知識普及化的現代，必須確切瞭解如何進入體內開啟身、心、靈自我療癒的功能，才是最重要的，打氣不需要太費力，讓打氣成為身體的享受。

幸福拳的拍打振動就是讓我們的身體活動起來，範圍涵蓋了肌肉、血管、神經以及經絡……等所有系統，因此，女人追求青春美麗，當然不可能只靠多吃哪些食品、多塗抹哪些保養品……就能達到效果，要是不動，這些食品和保養品反而可能滯留或積聚體內，造成身體過度負荷。

學打氣的女人，「有氣」能溫暖人體的每一個器官，打幸福拳重在「打氣溫筋」，使人體「陰陽平和」，骨骼強壯，頭髮濃密，臉部沒有皺紋，讓自己看起來年輕、再年輕一點，讓女人「有氣」成為大美人。

一旦筋骨伸展開來、經絡舒緩、精神活力提升，肩膀就會輕鬆，頭痛、胃痛、腰痠背痛等等不舒服跟著也消失，五臟六腑氣場好轉，就可恢復美妙的身材，女人的自我療癒也就成功了！

經絡之旅，求醫也可求己

黃奕燦 醫師

建議婦女，

每天花二十分鐘時間來練習這套幸福拳運動，

是活血活絡的最好方法，

只要堅持就能體會經絡的奧妙。

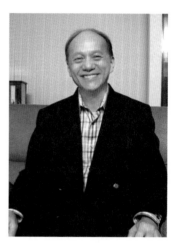

我從事婦女醫療保健工作28年，2003年11月中旬因中、西醫整合醫療業務關係，赴北京、福州考察半月餘，才正式進入經絡之領域。但是真正一窺經絡之奧妙，始於5年前在永和市民大學經絡拳研習班受教於陳淑貞老師。

初級班將14條經絡有條有序的介紹和共修研習，進階班由點、面進入全身整體的考量。看到陳老師、我自己以及共修同學身體起了良性的變化，也見證西醫近年來強調的實證醫學理論。

2009年陳老師在宣印導師悟性向《黃帝內經》「求」來的寶貴智慧之基礎下，引進「動」經絡拳。

使身體的「氣」更充沛，保健功效更鞏固。我有幸在陳老師引介下，和宣印導師面對面促膝而談，更加深和經絡之緣分。

因此衷心對貢獻於經絡拳之宣印導師和陳淑貞老師表達佩服、感恩之

意。

　　幸福拳由喜悅意念引導動作，配合呼吸，沿著經絡振動拍打運氣。我的感受是，打幸福拳必須持之以恆，只要正確掌握要領，效果是顯而易見的，不僅可以增強全身肌肉的耐力韌性，而且可以使身體內氣充足，使血脈舒暢，心性空靈，符合全家人都能修練的養生之法。

　　「防未病」是本書《美麗幸福拳》的主旨，故「黃帝內經，素問；四氣調神大論」有說：「聖人不治已病，治未病，不治已亂，治未亂，此之謂也」。平日運動養生，防病於先，應該著眼於身體保養，未雨綢繆，積極採取活化筋骨的措施，以防止重大疾病的發生。

　　黃帝內經又言：「夫病已成而後藥之，亂已成而後治之，譬猶渴而穿井，鬥而鑄錐，不亦晚乎？」。也就是說，不要等到已經發生大病了再去治療，而是預防治療在疾病發生之前，否則，就如口渴時再去掘井，要跟人動手時再去打造兵刃一樣，就太晚了。

　　我將自己經絡之旅做一個鮮明真實的披露，並樂於為文推薦本書給希望活到天年的人。

　　根據「經脈所過，主治所及」的原則，參閱書中內容，每日敲敲打打，美女一定能身心喜悅，免疫力和自癒力增強，達到求醫也可求己的地步！

黃奕燦醫師 寫於庚寅年

黃奕燦醫師　台大醫學院生理學碩士。臺北市立聯合醫院婦幼院區婦產科主治醫師。正生婦幼聯合診所婦產科主任醫師。中央健保局第二聯合門診中心婦產科特約醫師。日本國立長崎大學附屬醫院婦產科研究員。日本國立高知大學附屬醫院婦產科研究員。目前持續向淑貞老師學習幸福拳等課程。

師團序

打好女人病成為「美人」養生家

經絡拳講師群

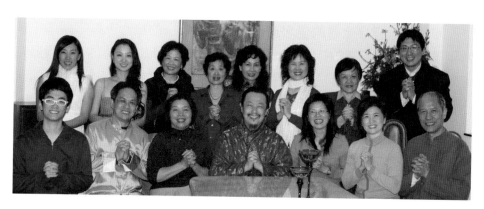

幸福拳是最瞭解女人，

最能幫助女人的健康守護神。

女人！年輕有活力，

能增強自己生生不息的生命力，

是健康長壽的必要支柱，

假如一個人對新事物失去了興趣，

失去了信心，

對世界的熱情就開始冷卻了，

女人的身體也開始容易疼痛、勞累。

這一本書針對女人從生理、心理與經絡的角度，剖析經絡與身體的關係，希望有助於所有女人學會照護自己與家人的健康，讓女人的年齡變得富有彈性，70歲，看起來像50出頭；50多，看起來卻才30多的美人樣子。更希望是每一位女人帶給家人追求健康美的「自療寶典」，懂得平衡陰陽，身心兼修，讓女人成為「美人」的養生家。

事實上，貫穿全書的理念正是「振動醫學」的概念，打幸福拳，千萬別自作孽，把皮膚拍打到「瘀青、瘀血」，女人以血為本的，雖說血充足對身體有幫助，別忘了，血須由氣來推動，打氣的原理是「振盪」而非「拍打」經絡，才能發生「補氣」的傳導現象。

因此身體有氣才能夠化血、行血、運血，否則血會積結成硬塊，「拍打過力」，反而氣不足則血虧損，氣淤滯則血淤塞，氣亂則血崩，這種拍打到瘀青並無法排毒，反而為身體在「製毒」。

拍打過重的人，情緒多少帶有些「憂愁」都會對氣血的運行產生影響，甚至會擾亂本來正常運行的氣血，使之偏離正常的經絡軌道，進而導致臟腑得不到該有的滋潤而出現病變。

希望破除「拍打過重、沒有疾病」就是健康的迷思，要時時保持「心平氣自和」的狀態，因為「氣和則安，氣亂則病」，因此女人學習打通肝經與任脈，就可以常保心平氣和，進而收到防治疾病的效果，真正是一舉兩得的「治標又治本」。衷心建議女性朋友，多多應用幸福拳幫助自己改善症狀，保持健康與活力。

我們眼中的Cindy老師雖已年過50，但是，幸福拳讓老師始終保持30初的年輕人活力，擁有令人稱羨的體態與體力，同時老師平日對《黃帝內經》的智慧，擷採中庸之道，專研出「幸福拳」是強身健體的最佳運動，只要認真的學習氣血養生，並具體落實到日常生活中，就能打下健康美女

的良好基礎。

女人的美，不僅限於臉部的彩妝容貌，還包含了優雅的體態與談吐、良好的膚質與態度……，不論是外在的展現或內在的調整，都可以從經絡著手，因為這是由內而外、全面而完善的調整之法。女人的情緒容易因為天氣變化而波動，由於比較多愁善感，也容易造成氣血鬱結、經脈阻滯，還可能導致往後熱性疾病的發生，例如：經期症候群、子宮肌瘤、乳癌等，透過幸福拳振動肝經，釋放掉過度不穩定的情緒，平常多調養任脈，只要讓每次月經能夠順利無礙，就可以減除許多婦女疾病，保持健康、美麗。

通常在心情壓抑、工作壓力過大、生活不規律……等情況之下，容易在經期時引發痛經，大都會出現小腹脹痛、腰痠、噁心、嘔吐等現象，所以應在日常生活中善待自己，遵循經絡系統的運行規律，在生活細節中順應身體的平衡需求，該睡的時候睡、該起床時起床，保持均衡的飲食、正常的作息、舒暢的心情，痛經自然不會纏上妳，婦女病自然減少。

「月經」是我們女人身心狀態的最佳指標，而疏通任脈正是月經順利與否的關鍵。情緒影響身體狀態是必然的，情緒不穩定容易造成肝經的氣鬱結、血淤滯，長期的肝火上升會導致血的不平衡，這是很難調整的問題，如果能夠經常性的拍打振動、疏通肝經，就可以消除女人三分之一的症狀問題。

因此，任脈的疏通、調氣與調息，和雙手的振動養氣、行氣通經，就能平衡陰陽、協調五臟、增強體質，來提高自身機體的平衡。幸福拳相信，正氣可提高人體的抗病能力，能夠抵抗所有不良天候所帶來對身體的不利影響。例如：抵禦風寒最好方法，就是打通肝經與任脈，促進全身血液循環、保持身體的溫暖。

另外，肝經是預防乳房病變的重要關鍵，而任脈是身體潛在療癒力的樞紐。我們有許多學員用「打肝經、打任脈」方法，明顯的達到瘦身效果。總之幸福拳，帶給個人最大的感受是，身材變好，月經期、絕經期輕鬆了，身體更輕盈、氣色更亮麗了。幸福拳，改變了女人們的生活，走上正確的健康人生道路，更能散發美女特有的愛與光輝。

　　希望這一本書能夠讓所有的女人和淑貞老師一樣，活得愈來愈年輕、漂亮，內在充滿自信心、身材好，體內運作能上通下達，既要將水穀化生為「精」，還要把「氣」運輸傳達周身，將精送到五臟六腑，供養人體的「神」，以此使女人成為健康、幸福的完美美人。

經絡拳師團 Accupunch Teachers

編者序
幸福拳真好

陳淑貞總教練

「心想事成」是人生最快樂的事，

幾經尋覓，終於皇天不負苦心人，

有幸追隨身心喜悅協會創辦人宣印博士學習幸福拳，

幫助人體疏通經絡、調和氣血，

從根本上解決身體部位的病痛。

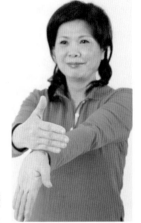

　　從小的記憶中，母親經常頭痛，靠吃止痛藥緩解，但藥量越吃越多、越重，身體越是虛弱，甚至因抗藥性之故，中、西藥已無法治癒她的頭痛，吃了四十多年的止痛藥，漸漸的出現高血壓、心臟病，剛開始用藥物治療，但終究無法改善，甚至已到危及生命的地步，只好開刀，雖透過心臟手術暫時保住生命，從此更離不開醫院，每四週得回診調整藥量，甚至經常夜裡掛急診，每次都得抽血，抽的次數多了，血管變得更細，經常會抽不到血，針在抽抽拔拔中，身旁的我看到媽媽痛苦的表情，經常難過的掉淚，因為她的痛是我無法取代的，吃藥、打針的後遺症是接著的苦難不斷，視網膜出血開刀、巴金森症、老人癡呆等等伴隨著她。

　　眼看西醫只能針對症狀緩解，媽媽的身體越治療越虛弱，身體抗體越差；怎能坐以待斃，於是利用下班勤練氣功、用精油幫媽媽療癒頭痛，歷

經兩年頭痛改善了，心臟痛時吃救急的「硝酸甘油片」，有時一天藥量高達5顆，超過醫生的建議量，靠精油也只能暫時舒緩。無奈！最後還是在病痛折磨下毫無尊嚴的離開人間。

　　一路陪母親進出醫院，自己又因工作、家庭等等因素長期的壓力下，頭痛、腸胃病、鼻子過敏、皮膚過敏、暈眩、月經不順、經常小腿抽筋等的問題不斷發生，自然成了藥罐子，也嚐遍中、西藥都無法根治，又因上班工作繁重，小孩在成長中更需照顧，練氣功也無法持續，效果自然有限，精油的使用只是有暫時放鬆的效果，無法對病痛徹底改善，之前月經

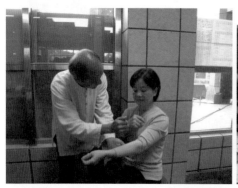
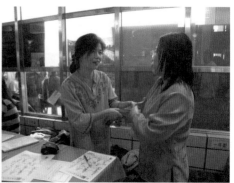

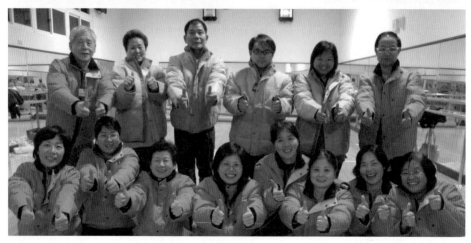

不順，甚至經量很少，經痛時靠止痛藥緩解，無視它發生的原因，找出徹底解決的方法，在絕經期時子宮腺肌瘤爆發，更是痛苦不堪，甚至夜間多次掛急診，醫生建議開刀把子宮切除，一勞永逸。

想想媽媽不斷的開刀，其他的病痛也不斷的發生，在永無止境的苦痛中折磨而死，所有的病痛是身體的抗議，如能找到方便又有效的方法讓身體抗體提升，就不易生病。

「心想事成」是人生最快樂的事，幾經尋覓，終於皇天不負苦心人，有幸追隨身心喜悅協會創辦人宣印博士——聯合國醫科大學傳統醫學博士及整椎醫學教授——學習幸福拳，將中國人值得驕傲的黃帝內經等，研創出「幸福拳」預防醫學，隨時用雙手修打連結全身各系統器官之經絡，引發深層身心能量，即可達到改善各種症狀或保健的效果，發展的特有自我療癒能力，因為很多人生病不舒服遍尋名醫，花了很多醫藥費，仍無法解決病痛，是很痛苦及無奈的事。

宣印博士對外傷、拉傷、脊椎的療癒方式很獨特，只要找對相關經絡加以處理，就有很好的療癒效果，而且不會復發，我的許多學員，因此解決困擾他們多年的症狀，比如復健多年不易改善的足底肌膜炎、扳機手、關節痛、頸椎的不適等的症狀，雖然不是什麼大病，卻會影響生活的品質，但也因宣印博士而受惠，興奮的廣為宣傳，幫助他們的朋友、家人。

很高興五年多的親身體驗，實現用雙手愛自己，50多歲的我身體愈來愈健康有活力，之前的病痛也離我遠去！——現在回想如能早點接觸幸福拳，用經絡的角度就很容易改善醫生無法解決的問題，也不會有如此多的病痛折磨；比如，我長期胃不舒服，用藥物無法根本改善，但以經絡的角度瞭解，過度緊張，也會造成胃不舒服，以前糯米、西瓜、青菜等許多食物進入胃無法消化時前額頭痛，甚至吃止痛藥都無法改善，必須把胃裡的食物吐掉，才會緩解。

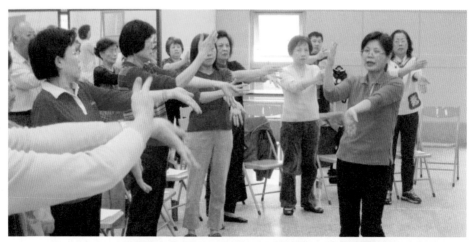

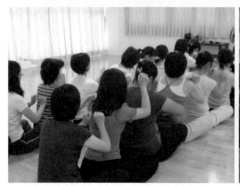
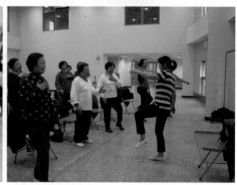

　　學了幸福拳之後，知道凡事不能太過性急、緊張，如此會傷胃，醫生也救不了你，知道方法後，我常敲敲胃經及相關經絡，不性急，慢吃，結果我現在什麼都能吃，胃也好了；抽筋的毛病，醫生建議吃鈣片也無法解決；子宮腺肌瘤也不能老是靠止痛藥；以上這些長期伴隨我、影響我生活品質的老毛病，都因懂得應用幸福拳勤加修打相關經絡而有所改善。因為長期吃太多藥物，在初期修打時身體的反應更強烈，如：腳或皮膚排毒時會痠、會癢等等反應，但告訴自己這是好轉反應，還要更加努力修打、愛自己、聽聽身體的聲音，漸漸的，身體的不舒服都改善了，不需靠精油、

藥物解決問題，現在我每天都很快樂的用幸福拳保養身體，讓身體更有活力，還能延緩老化。

為響應宣印博士推動「自救救人，身心喜悅，世界一家」的志工家族全球運動，我投入義診及推廣教學，帶動學員瞭解如何保養身體的觀念，提醒他們不要因忙碌而忘了愛自己，身、心、靈有所成長，如此才能活得健健康康，進而幫助家人、朋友，讓大家越來越健康、幸福，漸漸脫離吃藥、打針，使幸福拳成為全民運動，實現世界一家的宗旨，此生無憾矣！

以前在醫院是我這小病號陪大病號看病，看到許多病患及家屬，表情是痛苦、無奈，當然快樂不起來，現在的我天天都「健康幸福」、「身心喜悅」，因為我及我的家人、學員、朋友已不需要或減少到醫院受苦、受難的機會，不但身體越健康，還可以減輕政府沈重的健保負擔。樂哉！樂哉！

陳淑貞Cindy

目錄

Part 1 幸福的美人

Part 2 心靈成長的美人

Part 3 打幸福拳美人

Part 4　見證幸福的分享

美人幸福功

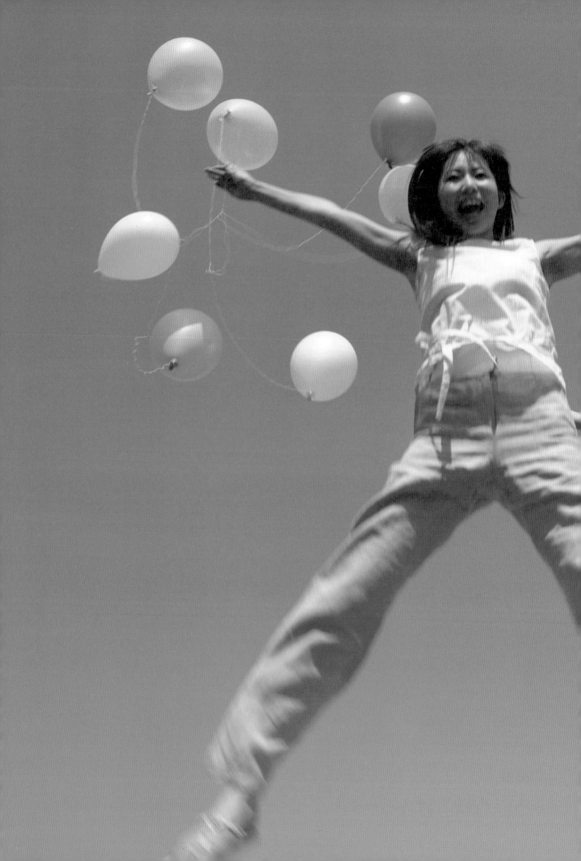

幸福的美人

究竟什麼是幸福拳

幸福拳的準則

打幸福拳的「注意事項」

開始動手「打幸福拳」

我熱愛修打「幸福拳」，堅持每天鍛鍊，減少坐在電腦前的時間，讓自己動起來，每天堅持一定量的經絡拳拍打運動，遠離甘脂厚味，保持飲食清淡，營養均衡，這是我每天所從事的人體之旅和健身的活動。——Cindy

究竟「幸福拳」是什麼？

幸福拳，就是「溫筋療法」，女人隨手就能打通經絡，能保護也能調養，有好身體也有好皮膚，是「女人病」的天然良藥。

女人到了50歲，是罹患慢性病與死亡風險的增加開始，卻也是憂慮較少看透人生的開始，本書是點點滴滴的累積和總結出來的「幸福拳」，是教我們女人如何用心保養和愛護自己，是多麼重要的幸福大事。因此，女人一生最幸福的時刻始於50歲，或是開始「打幸福拳」就能夠受益終生，現在，請女人放鬆而愉悅地閱讀本書吧！

幸福拳，就是「溫筋療法」，女人隨手就能打通經絡，能保護也能調養，有好身體也有好皮膚，是「女人病」的天然良藥。透過溫筋振動法，把身體多餘的寒氣、濁氣、濕氣慢慢排出來，與按摩、手療、足療不同，幸福拳強調雙手是踏踏實實的「溫度」，激發出雙手的溫度高於額頭溫度，就會產生很多奇妙的療效，改善臉上萎黃暗沉、痘斑皺紋，讓皮膚變得美好也換張美人臉，這種振盪的拳才是「幸福拳」。

打幸福拳是簡易的氣血運動，盡量把「解決女人病的經絡自療法」融入日常生活，探討身為女人一生的美麗人生。有人年紀越長越健康，有人則越衰老，關鍵在於自己的身體是否「暖暖的」，才能成為真正的女人。女人從頭到腳都暖暖的，則氣血循環就越好，手越細嫩，皮膚越有光澤彈

性、臉色紅潤，臉頰會產生了淡淡的紅暈，表示身心處於幸福狀態。

其實女人的雙手會洩漏年齡，但久病成良醫，不斷透過雙手的自我鍛鍊，就可以達到氣血充足、經絡暢通，用溫暖的手帶動全身氣血活絡，不論拍打、振盪到臉部、胸口、後背或全身每一部位都會產生怡人的暖意，能預防皺紋，皮膚白嫩，還能有香香睡眠。

手掌，是人體臟腑的反射區，所有的疾病，透過手可以感受疾病的輕重，當手老化、皺紋、乾枯無光澤，表示五臟六腑已有問題，可能妳吃多了寒涼食物，造成體內虛寒，氣血不足，人就會有氣無力，甚至沒有力氣做事，建議女人常拍手振盪，帶動十二經脈和任督二脈的循環，活化全身可以提升免疫力。

五根，蘊藏了小宇宙的五行能量，當五根手指循環不良，影響所及五根手指的靜脈小血管常會有虛寒的冷痛感，個別指頭的反應現象，分析如下：

拇趾：按壓指甲邊兩側有痛感，可能循環功能弱、呼吸不順、心律不整、過敏、體質較弱。

食指：按壓指甲邊兩側有痛感，可能代謝失調、易拉肚子、偏頭痛、吃過多的食物時食指無力、臃腫甚至不想做事。

中指：按壓指甲邊兩側有痛感，可

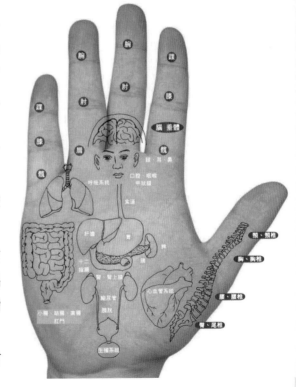

能是頭部的問題，心臟血液供應腦部不足，腦部、頸動脈、靜脈循環差，中指無力時頭易暈眩記憶力開始減退，不易放鬆。

環指：充滿靈性靈感，按壓兩側指甲邊沒有冷痛感時，表示情緒穩定，易關懷別人，眼睛有光澤，聲音柔雅，手部較漂亮，所以訂婚戒指通常都戴在第四指。

小指：按壓指甲邊兩側有冷痛感時，小指會翹起來，可能心臟無力，腎氣不足，腰、背、腿無力，抗體下降，小毛病較多，如關節痛、皮膚過敏等。

當身體血液流動不暢，皮下脂肪層容易發生炎症，皮膚上會出現大小不一的紫紅色，請開始啟動「溫筋振動法」，讓氣血活絡、氣血充盈身體暖和，保持溫暖的方法包括以下五種：

1. 早上喝一杯200cc，不去皮的「薑紅糖水」，讓手部溫暖，讓身體有能量把體內寒氣排出。

2. 每日睡前，用熱水泡腳或者泡澡，腰部以下泡溫熱水，讓腿部溫暖，帶動手的溫暖。

3. 平日，經常不停地搓手，搓得紅紅熱熱的，用雙手掌搓揉耳朵到發熱發燙。

4. 上廁所時，雙手搓熱兩側腎臟，手部血液充足有熱度，把身體寒氣、濁氣釋放出來。

5. 如果女人有經痛，馬上溫筋振動「肚臍」，或放熱毛巾，小腹暖了會好很多。

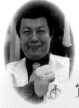

宣印提醒
女人溫筋，要打肝經「吃酸」

　　溫筋振動法，請加強打肝經，肝主藏血，能保暖溫筋，肝在五味裡對應的就是「酸」，請在操作時多食綠葉蔬菜的「葉酸」，就是很好的養肝血的方法。約三至二十一天後，臉色白裡透紅，身體也會溫暖，睡眠也不會差到哪裡去，此刻，女人可以開始「打幸福拳」了，將淤堵經絡打通，將寒邪趕出，治好女人疾患。

幸福拳的準則

　　隨著大家對經絡拳的深入瞭解，越來越多的女性朋友對「幸福拳」也產生了興趣，並學習用有能量的溫暖雙拳，給自己、老公、媽媽、子女「打通經絡」，一拳一拳，把女人變成生活中的「美人」專家。

　　幸福拳的概念是，女人在這長長的人生旅途中，要經過懷孕、生育、撫養孩子，所以，50就是這樣一個時期，考驗女人身體的隱匿疾病，如筋骨痠痛、骨質疏鬆、心臟病和老化等。

　　因此，打幸福拳的最基本功能，是「平衡氣血」心情放鬆，沒有嚴肅表情、緊張的生活方式，能與自己溝通，才能改善身體的病痛，補氣血、通經絡，如同過去的人用針灸、按摩，熱的概念達到活血的效果。

　　女人需要溫度，食療不易補氣血，而是透過12條經絡與12臟腑之間的連線，如此溫度的傳達速度最快，能有效的幫助雙手溫度提升。以下是幸福拳「平衡氣血」的七大準則：

1. 活熱任脈「胸腺」：在胸骨上端處，胸腺退
   化到中年時減小到10克左右，請雙手交互
   振盪任脈胸腺，同時左右搓熱，溫熱約兩分
   鐘，能讓心情瞬間放鬆也光彩照人。

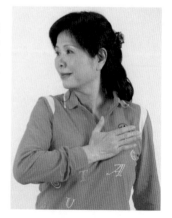

2. 打通腿部與「甩腿氣」：①手部搓熱後，掌心同步拍打振動腿部內、
   外側，②「抬腿甩氣」各兩分鐘，達到陰陽平衡，氣血、經絡暢通，
   有助排出濁、寒氣。

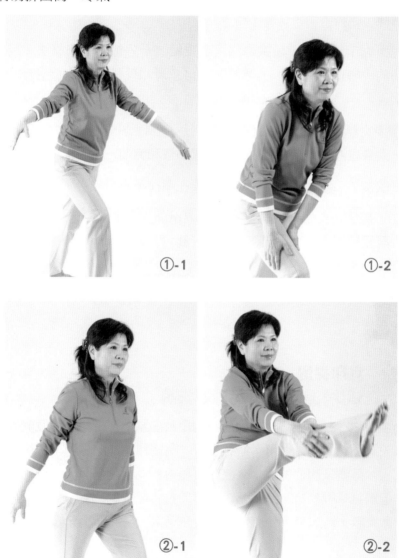

①-1　　①-2

②-1　　②-2

3. 溫筋療法的建議「食療」：晚上吃蘿蔔，早上吃薑。幫女人睡眠好，順氣有助消化，大約三個月，可調整氣血較弱的體質，可改善全身關節病痛、習慣性疲勞、四肢平衡、頭痛、頭昏、女性經痛、失眠、身材臃腫、呼吸不順、情緒不穩等。

4. 最忌與人斤斤計較，建議妳每天至少做二十分鐘的溫筋療法，或舒緩心情的「拳瑜珈」tapyoga運動，懂得感恩和珍惜，保持永遠有「愛」的女人。

5. 洗澡要從腳開始慢慢往上洗，若突然從頭上沖下來，血管會驟然擴張，大量血液集中到皮膚表面，引起頭暈和胸悶。

6. 平日飲食，不吃冰的東西，若吃涼菜在嘴裡嚼得溫熱後，才吞下去。

7. 另外，提醒各位姐妹，請參加「幸福拳課程」並成為忠實實踐者，成為「有愛的美人」，臉部隨時打開舒展，並具有閃閃發亮的親和力。

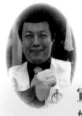

宣印提醒
嫉妒和緊張會「荷爾蒙失調」

　　面由心生，女人的心情自然而然地反映在臉上，形成一種感覺呈現給周邊的人，顯然，女人從青春期、孕期、圍絕經期和絕經期，一直到50出頭的女人，荷爾蒙起伏的變化，將影響著每個女人的面貌、神態和氣質及健康。建議打幸福拳時，別緊張，凡事「看淡點、看開點」，來振盪「膽經」刺激大腦，可以產生使心情良好的血清素，自然面相美好。

打幸福拳的「注意事項」

幸福拳的練習，分成四大階段，第一階段：藥補不如「手」補。第二階段：手補不如「氣」補。第三階段：氣補不如「神」補。第四階段：神補不如「心」補。

幸福拳的振盪重點，「用氣打而非用力打」。動中又有鬆，非用力的動態，是一種很細緻的運動，在打幸福拳時請注意肩頸鬆弛，放鬆全身肌肉，同時腰部不要用力，隨手用氣打而不用拙力，也是「少用力氣」完成幸福拳的練習，但對經絡的作用力要達到最大。

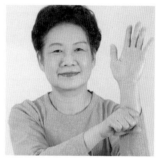

幸福拳作用力的關鍵是，用龍拳放鬆心包經「內關穴」、三焦經「外關穴」，各兩分鐘。或一手拇趾按在另一手內關穴上，食指按在外關穴上，兩指同步下壓，各一分鐘，被按壓的手旋轉腕關節，就可以達到舒筋的作用，操作之後就可以保持雙手甩的力道。

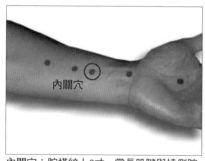

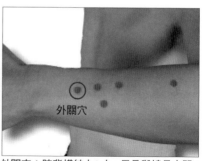

內關穴：腕橫紋上2寸，掌長肌腱與橈側腕屈肌腱之間。

外關穴：腕背橫紋上2寸，尺骨與橈骨之間。

另外，手掌溫度偏高的人，打拳之前必須去熱，因為手過熱，打拳力道偏硬，而且容易疲憊、疼痛，去熱的打通點在肺經「尺澤穴」。

　　換個角度來說，女人打拳力道太硬而無法鬆柔的，極有可能心包經上二頭肌痙攣了，導致有壓痛感，或比其他皮膚更硬、過柔、過冷、過熱，要注意心臟可能已經有異了，結果出拳經常過「重」或過「輕」，可能目前有壓力和心結，開解方式，要先打「尺澤穴」兩分鐘。

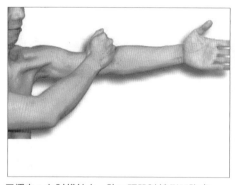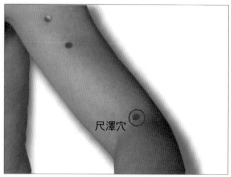

尺澤穴：在肘橫紋中，肱二頭肌腱橈側凹陷處。

　　若女人打幸福拳力道不足，而感覺拳打不進去的人，請把手臂張開、掌心朝上，觀察心包經「內關穴」位置，如果可以看到兩條筋、中間有凹縫，凹縫愈深、愈緊繃，代表心臟愈無法用力。請雙手握拳，雙手以交叉、相互撞擊的姿勢，同步振動雙手「內關穴」，打三分鐘後，既有「氣」又有彈性，也有「四兩撥千斤」的穿透力。

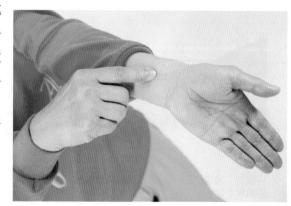

幸福拳的練習，分成四大階段。第一到第三階段大約需要三個月的時間，而第四階段的「心」補，手不用力，兩條筋若隱若現，用力時才明顯看得到，代表心臟是健康有力，身體也不容易生大病，可以幫美人有「白嫩的肌膚，烏黑的頭髮，快樂的心情」。

第一階段：藥補不如「手」補。

美麗的女人是用手「調」出來的，身體有病少吃藥多補氣。初學者的打幸福拳動作，多用「拙力、僵力」，這「氣」是打不進經脈裡。所謂「手補」是初學者的練習重點，透過「手的律動」練習，平時是鬆的，但手動起來卻有無窮的活潑力，請保持身體律動將力送達手才出拳，此時還不算是在打幸福拳。

第二階段：手補不如「氣」補。

女人的氣是「養」出來的，認識力量的來源並不在手部，而是在脊椎與全身骨骼縫隙都有「氣感」。若養「氣」順暢了，能讓骨骼與肌肉有空間、有彈性，身心會放鬆下來，並瞭解其原因學會「氣補」修正的手法。但若需要幸福拳用氣時，出拳有如彈簧，舒適而溫暖，能立即發出振動波到深層經絡內，此時，快要體驗「幸福拳」了。

第三階段：氣補不如「神」補。

女人的精神是「熱」出來的，而精神貫注在肚臍「神闕穴」上。要始終保持安靜狀態，不要心不在焉、注意力不集中，要精神集中逐漸懂

「勁」，靜下來練習振盪丹田三百下，能夠保持小腹部的溫熱，打拳時身體很快就溫暖了，而且連腳都熱起來了。此時，開始真正打幸福拳，「用神不用力」。

第四階段：神補不如「心」補。

美人的心情是「享」出來的，是鬆靜自然「不用意也不用力」。用「享受的心」逐步與意、氣、神相聯繫，體會真正的幸福拳是享受的用心打拳，振盪沒有固定的部位或手法，就是全心享受與感受，當心和身體脈絡產生相應，手自然而然就能夠以適當的角度、適合的力道，將幸福拳的能量精準傳遞到經絡系統裡，幫美人進入終身「老得慢」的幸福領域。

打幸福拳的「注意事項」：

1. 如果手部乾燥，打拳之前，請以適量的食用性冷壓橄欖油，塗抹在手部皮膚上，以掌心拍打全身至完全吸收，也可改善皮膚過敏。

2. 醫院檢驗出血管有「血栓」，請勿振盪身軀，只可改用「振盪四肢」循環，能避免血栓移動的可能所導致肺栓塞，以確保安全無虞。

3. 關節周邊位置，振動力道要放輕。

4. 發炎或疼痛的部位不可操作。

5. 孕婦不可用拳，請以掌心補氣，振盪前必須讓手溫熱起來再操作。

6. 身體有些部位的體溫偏低，而且有發炎現象時，以不會過敏為原則，用溫酒或溫薑汁，直接塗抹並拍打相關部位及脈絡，只要體溫上升請務必迅速沖澡清潔。

7. 操作時刻以用餐前半小時為好，晨間溫度偏低，操作的效果比晚間好。更重要的是放鬆心情，舒適的空間與氛圍，美好的音樂⋯⋯，幸福、健康會來得更容易一點。

8. 幸福拳特別看重生活品質，請先隔離與電有關的生活用品，關掉手機、電腦、電視等電源，選擇一個無人打擾的時間與空間。因此，把手機關掉來「打幸福拳」，輕音樂是可以的。

宣印提醒
側臥打，「用意不用力」幸福一生

　　初學者往往心情緊張，周身僵滯，出拳用拙力不懂放鬆，建議常側臥打肝經，也可用玫瑰花泡水喝，能「血歸於肝」提高新陳代謝頻率，達到剛柔相濟的「鬆柔雙拳」，進而用意不用力，領悟「拳無拳，意無意，無意之中是真意」，使身體肌肉盡量放鬆，各個關節都舒展開，可以延長10年的壽命，也可以表現出「美人的風韻」。

開始動手「打幸福拳」

人體需要溫暖，人的聲音是有溫暖的，令人感覺溫暖的聲音是有感情的。因此，有些人因為擁有溫暖的聲音，就能夠改變生活。簡單的說，身體溫暖的人比較健康。

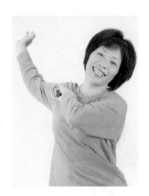

體溫要看四肢，四肢是身體的末梢，學習幸福拳，必須從讓手溫暖開始練習，溫暖的雙手才能夠打出幸福拳，幸福代表著溫暖。

1. 搓熱手

打拳必須先確認手的溫度，與體溫關係最密切的是甲狀腺，甲狀腺沒有能量，手就沒有溫度。所以，帶圍巾的人手比較溫暖，因為甲狀腺被圍巾溫暖著，手就溫暖。

雙手同步或兩手交替，上下搓熱6秒～36秒，經常練習讓手保持溫暖，可以舒緩、消除頭痛與喉嚨痛。

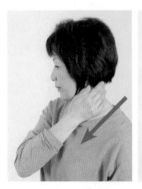
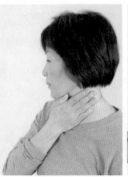
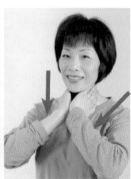

2. 搓熱腳

　　腳的溫度關鍵在腎上腺，腰部如果沒有保暖，腳就容易冰冷，只要搓熱後腰兩腎位置，腳就溫暖。穿著低腰褲露出肚臍與腰部，四肢比較容易冰冷，女性後腰受到風寒容易引發婦科疾病。

　　站立，雙腳打開與肩同寬，上半身稍向前傾，雙膝微彎、腳趾用力抓地，雙手反手插後腰的姿勢，掌心直接貼住後腰部，掌根稍用力、由外向內揉推6秒～36秒。

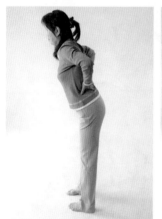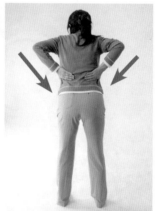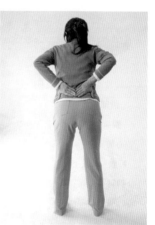

3. 手掌全息

　　人體存在全息的現象，每一個局部都包含著一個大整體，內臟的病都會從手、耳、眼、足等局部顯現，手是濃縮了內臟的資訊，手三陽經都起源於手部，所以從手部的溫度變化，可知內臟氣的盛衰狀況及寒熱程度。

　　手的穴位像是全身全息反射區，透過反射區便可窺獲整體的全息，因此，手掌是自我診查最好的部位。

　　手部溫度的供熱來源是性腺、甲狀腺和腎上腺，而保持溫度則必須活化，以下介紹幸福拳的活化點，就是解決女人病「經絡自療法」的密碼。

3-1小指骨，心經「少府穴」凹陷處

代表著頭部到薦骨、尾骨，包含生殖器官等全息反射區，常用「龍拳振動」有升溫的作用，可讓放鬆的肌肉和關節做到最大限度的放鬆，也可以強健脊椎、腰背不痠痛。

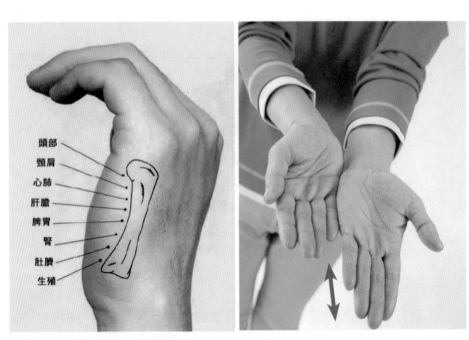

頭部
頸肩
心肺
肝膽
脾胃
腎
肚臍
生殖

雙手小指掌骨互相摩擦至熱6秒～36秒。

3-2食指骨，大腸經「合谷穴」凹陷處

　　食指骨的大腸經，代表著從頭到腳的全息反射區。常用「虎拳振動」相當於治療全身問題。當身體脈象是沉細、無力，身體是陽虛的狀態，將按摩膏均勻的塗於手上，先雙手掌對搓發熱，再手指交叉對搓掌根部發熱，然後右手的掌心與左手的掌背相合，手指交叉上下對搓發熱。

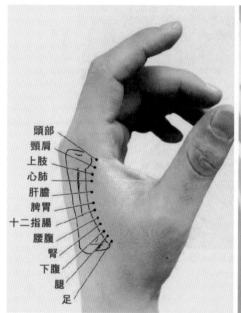

頭部
頸肩
上肢
心肺
肝膽
脾胃
十二指腸
腰腹
腎
下腹
腿
足

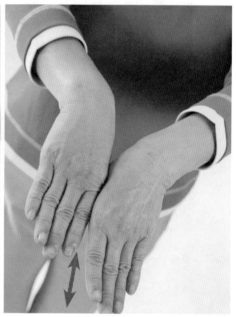

雙手虎口，互相摩擦至熱6秒～36秒。

3-3掌心骨

掌心骨,「手寬肥紅潤為壽,窄薄枯瘦為夭」,女人的手掌心,以色澤紅潤、光澤為佳。若常手心發冷畏寒為「陽氣不足」,手心發熱為「陰虛過勞」,建議女人常常振盪手上的「神門穴」和掌心「勞宮穴」為主,手掌心的溫度代表著脾、肝、腎、頭部與四肢活絡,可延長壽命。

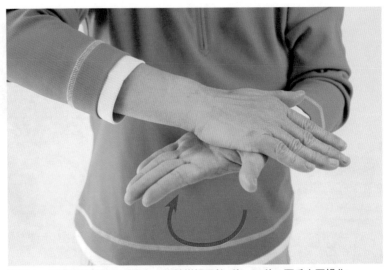

要領:一手掌根按壓另一手掌心,旋轉搓揉至熱6秒~36秒,兩手交互操作。

3-4挑扁擔增加手部能量

操作「扁擔操」,能疏通「三焦經的壓力」、「心包經的情緒」,可讓手部迅速溫熱,除了食指與小指的手骨關節振動外,平常鍛鍊扁擔操,必須準備120公分長或與身高相當的木棒或高爾夫球桿,像挑扁擔一樣的放在肩膀上,雙手直接搭上木棒或高爾夫球桿,一面走路,一面活動手部。

　　將胸腔、肺部、手部完全張開，讓胸腺直接把溫度傳到整個手部，還可以提升心肺功能，促進腦部循環，非常適合手部容易冰冷的人或心臟無力者練習。

　　如要滋潤人體全身的作用，增加效果，可練習肛門的「提肛動作」，讓血液往上流動，增加手部能量，幸福拳就變成神奇的雙手，「小力勝大力」，體驗「經絡自療法」改善氣虛、血瘀等病變，並對五臟六腑、肌肉、皮膚、毛髮、骨頭等有滋潤的作用。

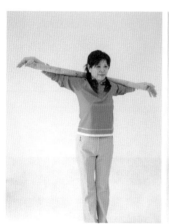
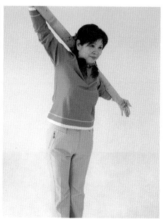
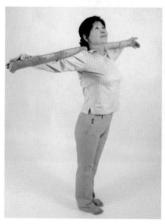
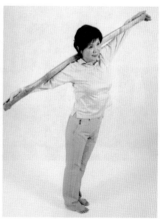

要領：先疏通三焦經、心包經，將扁擔放在肩膀上，一面走路一面活動手部。

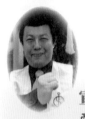

宣印提醒
愛美的女人要「小憩」

　　操作「扁擔操」疏通壓力後，要「小午睡」不容易老，人在午時「心經」最旺，若女人能睡前打打心經，心氣推動血液運行，養神養氣，減輕了血對於心臟的壓力。建議女人，可在睡前閉眼，先聞兩分鐘切碎「新鮮洋蔥」或切碎「蘋果」，盛在小碟中擺在旁邊，會讓女人睡得很好，同時睡三十分鐘後，精神好和皮膚好。

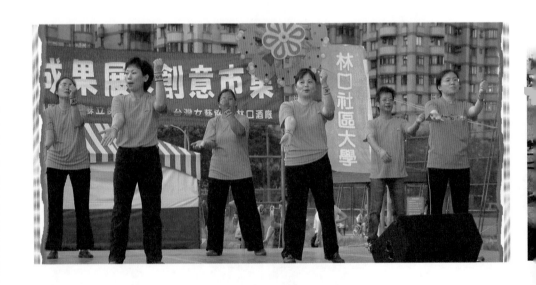

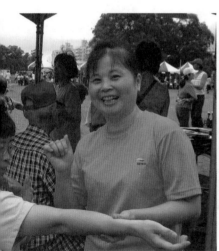
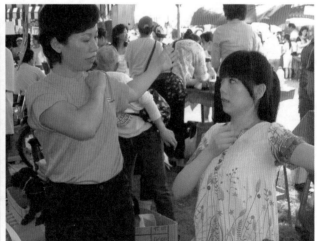

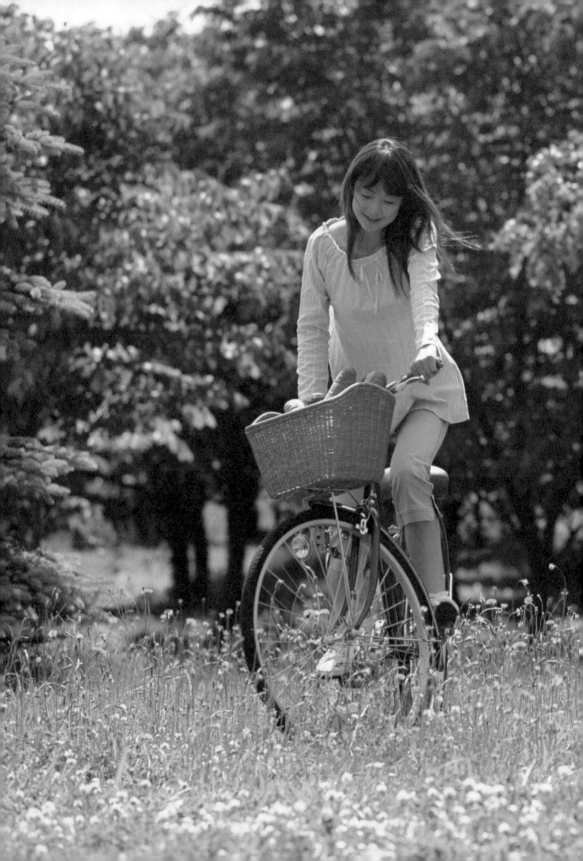

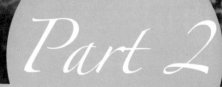

Part 2

心靈成長的美人

女人養顏在「心靈喜悅」，用心打氣，自然能找出身體上相對
應的經絡穴位，就不需要猛吃填飽腸胃。打幸福拳充滿活力，
無須吞很多食物到肚子裡，能給身、心、靈減肥，也能讓經絡
「氣」、「血」特別足，白裡透紅，圓潤緊實，能做一位保持曲
線美的美人。——Cindy

內心沒有亂流的智慧

頭涼「不生病」；心涼「不生氣」。

生病了，大部分的人會到醫院診治，希望在最短的時間內恢復健康。成熟的女人，面對生病時會檢驗自己的身體狀態，甚至學習一些生活上的保健療法，漸漸的讓自己成為治病的專家。

如果長期超負荷工作、過度勞累、生活不規律等，必然會導致氣血紊亂與不足，以致供給五臟六腑的動力和能量也會不足，超負荷運轉的時間一久，身體就沒有力量清理內部的毒素，也缺乏抵禦外來病毒侵襲的能力，最後引發經絡不通與臟腑功能衰弱、身體內部環境一片混亂。

現代有許多人經常覺得背部緊繃、腰背不舒服，通常會去按摩後背，但是會發現愈按摩愈無法放鬆改善。成熟的女人會思考，後背的緊繃是不是因為最近的壓力或憂愁情緒未能釋放，或是沒有正視最近的感冒、咳嗽、皮膚問題、筋骨痠痛、肩膀僵硬……等症狀。

女人過了45歲，體內荷爾蒙漸漸不足，容易因氣血失調而引發身心方面的疾病，打幸福拳多年後，據以總結出一系列簡單而有效的內心智慧，頭涼「不生病」；心涼「不生氣」。女人打氣是疏通經絡、調理氣血，使身體達到陰陽平衡的智慧方法。

一般來說，在春天容易發生頭痛問題，夏天容易發生胸、腹問題，秋天容易發生肩、背緊實問題，冬天容易發生四肢關節疼痛問題，本書所述各種舒經活血的方法讀者皆可自己掌握、自我運用，相信透過「幸福拳」這一套調和十二脈的方法，能幫助所有女人建立身、心、靈平衡的三種

「自療」程式。

回歸程式：人有陰、陽，即為回歸「血氣」。陽主氣，故氣全則神旺；陰
　　　　　主血，故血盛而形強。接受自己的悲傷、憤怒、痛苦……等所
　　　　　有的情緒，讓情緒能量轉化為智慧的能量，精心烹調佳餚療癒
　　　　　身體，想吃什麼就吃什麼，情緒抑鬱時做一道美味料理，就可
　　　　　以消食理氣。

打通程式：打通就是溝通，疼痛就是壓力的過度壓抑。「經絡不通」是人
　　　　　體百病叢生的癥結所在，打通就是能夠讓自己紓解壓力的好方
　　　　　法，也是治病和養生保命的真諦。幸福拳，透過雙手的打通，
　　　　　建立起新的溝通方式，讓自己、家人都能夠氣血通調則身體無
　　　　　恙，百病不生，這是女人最棒的幸福工具。

開心程式：在家裡為自己找一個清靜的角落，輕輕閉上眼睛，輕盈的呼
　　　　　吸，慢慢的將腦中的思緒丟掉，只有開心，才能夠暢通氣血、
　　　　　補足氣血、養心安神、通陽開竅，並改變全家人的身體健康，
　　　　　是完整療癒程式的終極密碼，希望每一位讀者朋友，都能氣血
　　　　　通暢，百病不生。

　　成熟的女人成為美女，主要的原因是內心開始變得柔軟，不急躁、不焦慮，面對疼痛時，氣場就能夠非常的平穩和順暢，幫忙氣血暢通的關鍵在「氣血充盈」，只要氣血暢通就能活到天年。氣血淤滯則百病叢生，半百而衰。

　　因而，智慧的女人是用氣血掌握生殺大權，氣血足則身體強壯；氣血虛則全身病起。

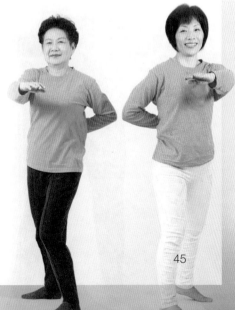

幸福女人的打通點

背暖點在「命門穴」；肚暖點在「神闕穴」。

遠古時期的生存環境條件十分惡劣，人們必須與野生動物搏鬥才能獲得食物，從古至今，生活壓力是一直存在的，身體不容易放鬆。年紀稍大的女人易得高血壓、糖尿病、婦科疾病等。

關節是承受比較大壓力的人體結構，因此關節易滯留邪氣。一般用拔罐或按摩推拿，只能暫時止痛，卻無法真正的打通經絡、活絡氣血。

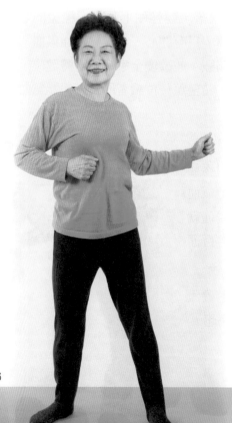

許多女人晚年關節備受煎熬，於是精神苦悶，飲食不節而代謝失調，身體愈沈重，經絡不通擴及肌肉群、筋骨，以致全身不靈活，所以美女到了晚年體態變型的情形比男性多，主要原因就是氣血無法送達四肢。

美女先天上心臟是比較弱的，最常見的手腳冰冷，這是身體老化的開始。

氣血不足不一定非得專業醫生才能診斷出來，日常有很多症狀其實已經在向身體示警了，與其等待不知何時才能遇到高明的醫師治療，不如尋求自救之道讓自己擺脫病情惡化的命

運，女人的當務之急是學習如何疏通氣血、補足氣血，盡早學會幸福拳「手到病除」的方法，是背暖點在「命門穴」；肚暖點在「神闕穴」。

人體就像一棵大樹，四肢就是枝幹，枝幹茂密代表主幹健康有活力。然而，現代職業婦女，整天不停地思慮，而思慮會消耗掉大量的血液，同時思又傷脾，而脾主運化，脾傷則會影響血的生成，影響脾胃的功能，消化與吸收減弱，久而久之，氣血便會不足到不通。

女人終日為工作與家務忙碌，過度勞累與過度的壓力，造成肌肉緊張、神經緊繃、心情煩躁？過度擔心孩子與先生，導致內分泌失調，於是容易生病，累得腰痠背痛、頭暈眼花、吃不下飯，甚至就發燒、感冒，氣血不足、喪失身體元氣。

美女的打通點就是針對關節骨縫，心臟有力、四肢靈活，代表五臟健康無虞。不明原因的疾病，就是關節附近經絡阻塞，而且周邊的肌肉組織稍有碰撞就會瘀血。只要用掌心輕輕拍打關節，就會關節輕鬆、身體輕盈、心情愉快，進一步的舒緩疼痛、改善不明原因症狀，而且不藥而癒。

打通九大關節

生活慢下來，「心」能靜得下來，「呼吸」才能慢下來，「關節活動」也才能節約能量消耗。

身體血液需要通暢的道路流通，若我們女人長期穿太緊的內衣，就像給經絡血管外加壓力，會阻礙氣脈與血液的流動。因此，人體容易累積許多濕氣與寒氣在關節處，只要先振動溫筋所有關節內側的曲肌，就能逐漸將體內累積的濕氣與寒氣代謝掉，還能夠舒緩並改善類風濕性等關節發炎的症狀。

關節發炎的原因是神經發生矛盾的現象，事實上就是身心產生了衝突，因為心裡想要這麼做、身體無法配合，或是身體可以這麼做而心裡卻不願意做，這樣的情形在練習拳瑜珈時比較容易體會到。

女人必須面對這樣的事實，那就是關節炎問題，讓女人魅力正在減退。

關節炎，幸福拳歸納為身心衝突症候群，建議女人要「心慢」，才可能安心、養心、養筋骨。

生活要「慢下來」的慢活，「心」能靜得下來，「呼吸」才能慢下來，「關節活動」也才能節約能量消耗。因此，女人每週操作三次，打通九大關節，筋骨會變得柔軟，就是融合身心為一體的概念。

打通關節，讓急性子的女人，生命的節奏慢得下來，心慢，心跳也能慢，同時可以預防關節發炎，祛除濕病、寒病，還可以調合身心狀態，達

到保護陽氣和陰精、延緩衰老的目的。

　　女人，操作前請穿微寬鬆點衣物，身體和內衣之間能伸進去1～2指頭的寬度。來，放愛聽的音樂，雙腳張開與肩同寬站立，跟著我Cindy一起拍打九大關節，打氣溫筋每個關節，左右振盪共32下。

1. 頸關節：

　　雙手以反手刀左右交互修打另一側肩峰天髎穴。

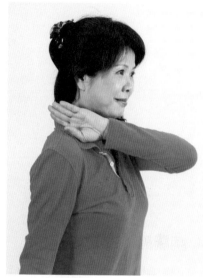

2. 肩關節：

　　雙手以掌根左右交互修打另一側腋下極泉穴。

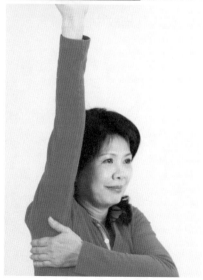

3. 肘關節：

雙手以正手刀左右交互修打
另一側肘窩曲澤穴。

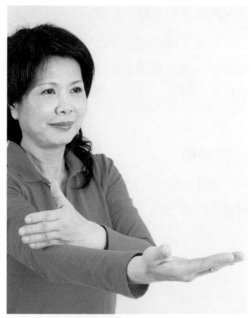

4. 腕關節：

雙手以正手刀左右交互修打
另一側內腕橫紋中點大陵穴。

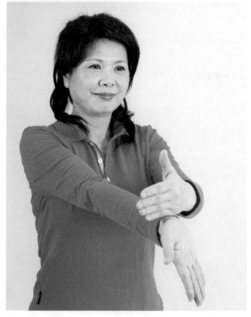

5. 胸關節:

　　雙手以背拍交互修打背部肩
胛骨連線下方督脈上的脊中穴。

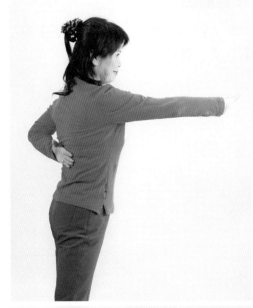

6. 腰關節:

　　雙手以掌根左右交互修打背
部命門穴。

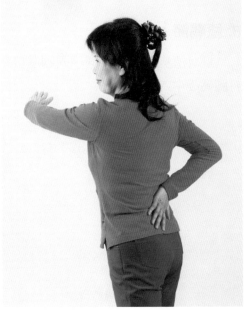

7. 髖關節：

　　大腿向外側抬，同手同腳正手刀左右交互修打鼠蹊的氣衝穴。

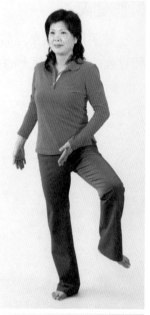

8. 膝關節：

　　腿伸直向前上抬，同手同腳掌根左右交互修打膝窩委中穴。

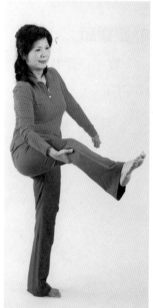

9.踝關節：

　　小腿內抬同手同腳掌根左右交互修打內側
的三陰交穴。

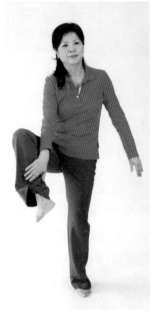

10. 甩手：

　　雙手在腹前甩手100下後，
握拳三秒。

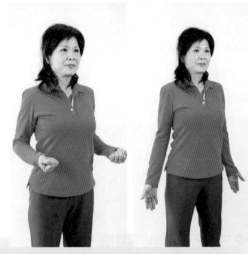

Cindy叮嚀：

　　打氣時，應盡量減慢節奏，先暖足暖手，讓心臟負荷減輕，同時呼吸
慢下來，振盪節奏慢下來，打氣才能深入，進而使關節壽命能延長。

打通臟腑反應區，保證「睡得香又甜」

對女人來說每天最重要的功課是什麼？「睡個好覺」。長期堅持打背部膀胱經，提議妳起床後，飲用一顆檸檬汁沖泡一大杯500cc清水。妳會發現，身體更健康，出門後容顏更水靈了。

你是否在夜間難以入睡或者睡眠品質差，睡醒後，感覺很累，感覺到體力在逐漸下降，在同樣運動量的情況下，呼吸比以前更加急促，感覺妳越活越沒勁，感覺很健忘，以上有三點，說明妳沒睡好，「睡得不香又不甜」，老得快。

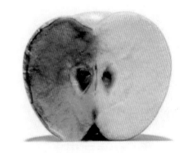

失眠，是令人很傷腦筋的常見毛病，會把女人的皮膚空隙間的水分帶走，失去水分與天然油脂的保護，皮膚看起來暗沉發黃產生細紋，會變得像枯黃、乾燥、萎縮的爛蘋果一樣。

主要原因就是忽略了失眠與臟腑問題的直接關聯，通常在經絡系統失衡下，身體容易盜汗，而且還感覺心悸氣短，很可能是已經傷到心臟，引起心血不足了，對臟腑皮膚絕對是一條老化的不歸路。

養成充分咀嚼的習慣

五臟六腑沒有運動，心火旺，所以睡不好。「吃飯」也是臟腑運動，而唾液是設在口腔內的「自療醫生」，吃飯臟腑運動，進食時應細嚼慢

嗝，吃太快了就無法充分咀嚼食物，常會吞下更多空氣，導致「胃經痙攣」而發生胃灼熱。

多數人只重視營養的攝取，常用生機飲食來改善睡不好的毛病。「生機飲食」常將多種植物性食材混合打成流質食用，卻不知道沒有透過牙齒的咀嚼運動，就無法刺激消化腺分泌各種消化液與消化酶，沒有經過唾液初步分解並調整食物以適合胃的酸鹼值，就讓食物直接進入胃腸，結果造成了消化與吸收系統超量負荷，容易產生腹脹、打嗝、消化不良或腹瀉等不適，甚至引發食道逆流的症狀。

輕鬆入睡，首要之道，就是養成充分咀嚼的進食習慣，細細品嚐，每一口咀嚼24次以上。因為「快食」不易入睡，咀嚼是消除緊張的好方法，當食物進入體內，要慢食，咀嚼得愈久，飯後的能量消耗就愈高，讓腸胃不斷蠕動，也開始放屁，才能產生臟腑運動，這種充分咀嚼的習慣方式，可以降低罹患現代人文明病的風險。

另外，經常進食過快或過量的人，還可以透過幸福拳的「經絡自療法」，在陽台背對陽光站立，利用陽光中對人體有利的波長刺激經脈循行，經脊髓神經傳到脊髓，背部俞穴在人體上所處的位置，與同位置的內臟有某種程度的關係，建議女人常打「胃俞穴」，能調節肝脾不通，改善消化不良、胃潰瘍，還能預防胃下垂。

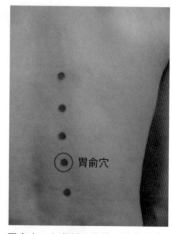

胃俞穴

胃俞穴：在背部，當第12胸椎棘突下，旁開1.5寸。

打背部膀胱經

人體必須透過完整的睡眠，就是讓膀胱經

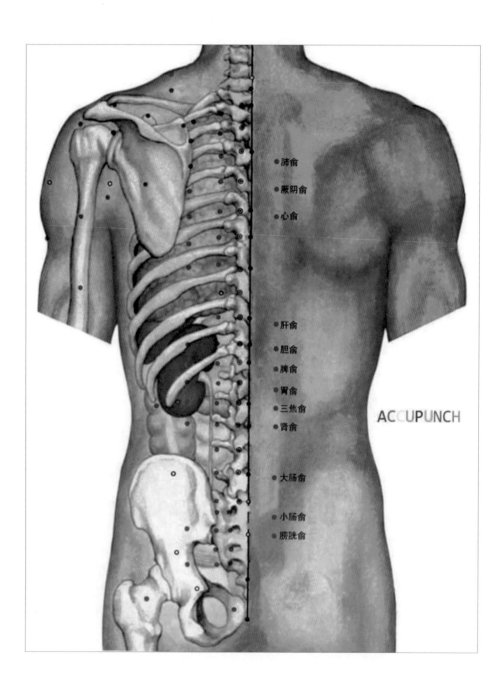

肺俞

厥阴俞

心俞

肝俞

胆俞

脾俞

胃俞

三焦俞

肾俞

大肠俞

小肠俞

膀胱俞

ACCUPUNCH

的壓力與拉力充分放鬆消除，保持臟腑的休息狀態，因為膀胱經上任何一點「背俞穴」的壓力，都會導致臟腑失調而造成失眠。

人體的經絡系統，五臟六腑都有其相對的經脈，背部膀胱經是五臟六腑疾病的治療重點區，集合經絡系統裡十四條主要經脈的智慧。

背部膀胱經直接影響脊髓及其神經，背部膀胱經為臟腑的全息穴區，若常失眠，容易筋結而經氣不通暢，全身陽氣都會受到阻礙，會出現積聚，背上膀胱經會形成一個相應的反射區。

人體脊髓走在脊椎骨裡，分別從每一節脊椎延伸出脊髓神經，進而可以調整全身體表肌肉及內臟的活動，其兩旁「膀胱經」的背俞穴，乃是臟腑之氣，由內臟輸轉至皮部之處，故五臟六腑都皆有一個相對應的背俞穴，是最常用來振盪調整內臟的主經。

如果五臟因為機能失調不能保持動態運轉，六腑就不能發揮功能，人體也將隨之逐漸衰弱。

從反應區打通可以調整臟腑氣血，簡單的說，長期堅持打背部膀胱經，提議妳起床後，飲用一顆檸檬汁沖泡一大杯500cc清水。妳會發現，身體更健康，出門後，容顏比一般人更水靈了。

Cindy叮嚀：

背部看到完全縮影的人體，請你用雙手振動背部膀胱經，以虎拳，由上而下不斷反覆振動拍打，振動經絡約十五分鐘後，讓膀胱經的熱度貫穿到五臟六腑，理氣開竅，活血散淤，就能進入深沈睡眠狀態而得到充分休息，女人的臉色馬上變成「白裡透紅」的美人。

5個小妙招，成為「睡美人」

經常泡腳暖身的人，抗寒能力都比較強，泡腳要盡量在晚上11點前進行，之後，馬上練習5個小妙招，三週後成為愛睡的「睡美人」。

睡美人，在睡前請保持心情舒暢，先泡腳暖身，亦可以用熱水泡個半身浴，但盡量不在晚上睡前洗頭，另外再累再睏絕對不能帶妝過夜，臉不能呼吸會加劇精神疲勞和皮膚老化，千萬不能忘記幸福拳的叮嚀。

幸福拳建議女人，比平時提前一個小時睡覺，把熱水半身浴，也當成上床睡的時間，時間大約泡到身體微微出汗，可「治氣滯，防血瘀」，把身體的氣虛調節好了，妳每天晚上都會睡得特別沉。

提醒睡美人，睡前還是必須喝些溫開水，水能夠幫助血液循環、平衡體溫、預防心臟病，血液循環好就容易入睡。順便說一下，晚飯不要吃太鹹太辣的食物，免得喝水過多，睡不好隔天還會眼浮腫。

針對女人容易氣血不足，做女人真是不易，一定要好好保護自己。因此，幸福拳為妳設計打好睡眠的「5個小妙招」，請睡美人，操作時間自訂，每天嘗試做一項以上，三個月後，睡好皮膚自然水潤柔滑，眼睛也是水汪汪的，清澈又明亮。總之，幸福拳助妳踏上「健康女人」的睡眠旅程。

小妙招1 鬆頭

　　每天睡覺前，要「鬆頭變輕」了，才好一覺到天亮。最好能夠讓頭部的額頭接近地面，只要頭髮或額頭接觸到地面就可以，輕輕拍打頭頂，只要頭部血液充分回流，就不容易有煩惱了。現在請妳，把房間的氣氛調整好了，就開始舒舒服服地，順便自然睡去吧！

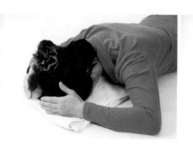
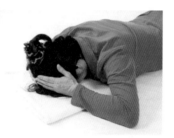

小妙招2　鬆肩頸

　　睡眠要好，血液必須要能夠流動，不能積壓在肩頸或胸口，請練習做腹式呼吸，感受自己的吐納。雙手以氣動三焦經的姿勢，盡量往上舉高，三焦經循環通暢，臉頰就像塗了腮紅般呈現出亮色，肩膀就輕鬆，血液循環就順暢無阻。

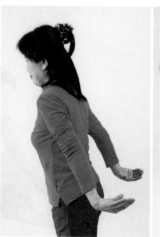
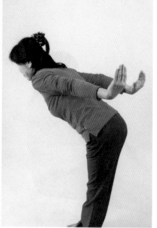

小妙招3　鬆脊椎

　　將血液往下送至腰椎。雙腳打直，彎腰向前，伸展上半身至垂直，雙手合掌、打直往前延伸，拉直脊椎能緩解生活壓力，心中油然生出一股喜悅的靈氣，不一會兒就睡意濃濃了，鬆脊椎可幫助降低睡覺時罹患心臟病的風險。

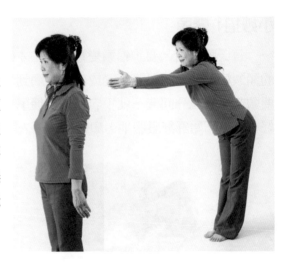

小妙招4　鬆腿

　　坐在地板上，雙手掌心貼在膝蓋上，雙腳往前伸直，轉動腳踝，往外、往內都要操作，足尖轉至正前方時，足前板必須下壓至極，能促進血液循環、軟化血管、增進血管的彈性，能達到了無法想像的輕盈入睡和美好夢鄉。

　　另外，尤其是手術開刀後的氣血阻滯，無法排氣而不能進食，沒體力又睡不好，只要多操作這一式「鬆腿」，排氣順利，睡得好，復元也快。

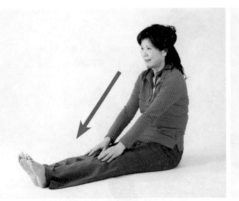
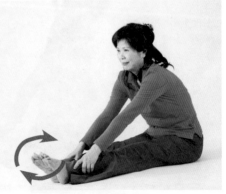

小妙招5　鬆全身

　　睡前做，每天雙手拍打全身膀胱經，從頭拍到腳，能顯著的減少心臟病發作的風險，亦可小酌30cc的「紅酒」，或冬天喝熱的100cc的「桂圓汁」，小火慢慢煨30分鐘。能安神，除非妳有高血壓，否則不妨小酌一番，對身體會有好處。

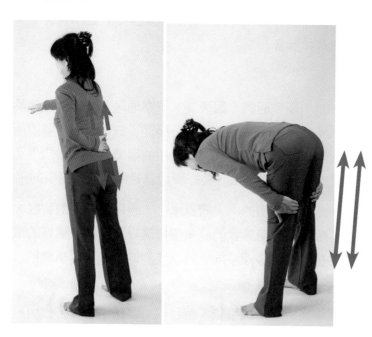

Cindy叮嚀：

　　頻尿的主要原因是腿部緊繃，只要腿部真正放鬆就不會頻尿。建議妳買一個深的木桶，在泡腳過程中，打通腿部經脈的「痠痛區」，並添加熱水來保持溫度。請堅持泡一個月，氣血就很順暢了，妳會成為「睡美人」。

風水經絡學

　　成熟有魅力的女人，必須學會「風水經絡學」。好的「人體風水」，能幫妳散發與眾不同的「氣」，能補回體內失衡的荷爾蒙，讓代謝功能慢慢地恢復，也能緩解焦慮、憂慮、抑鬱，並且療效能維持持久，算是女人的一筆重要的精神財富。

　　風水學，是中國先祖們上觀天文、下察地理，彙整大自然陰陽五行的發展，歸納出完整的科學系統，而且是歷經了數千年歷史驗證所累積下來的文化菁華，風水的本質就是我們所生活的環境，保護我們生活的環境就是保有身心健康的智慧與方法，美好環境就是風水造就出來的平衡磁場。

　　經絡學，是具體而微的「人體風水」，應用先人們的智慧，不必吃藥也不需打針，啟發內在而讓我們能夠選擇讓身體居住在美好的環境裡，成為開發人體內在潛能的修練系統。所以成熟的女人只要學會風水經絡學，就能夠掌握全家人的健康。

　　現代地理學應用經緯線系統，讓我們可以精準掌握方位與距離，而經絡系統就是人體的經緯線，因此，從古至今，風水和經絡一直是密不可分的一門學問。

　　風水學上的「沖煞」的概念，是過於直接的面對完全沒有轉圜的餘地，若有彎曲則可以化煞，因為轉折緩和了流動速率，氣緩則圓，所以，地理所謂的「龍脈或龍穴」，都是有彎曲的地形。

　　同樣的，經脈太直、太長則氣的流速過快便形成「火氣」，愈彎曲代表經脈愈柔軟、通暢，氣容易留駐體內而不易散失，愈直代表愈緊繃、僵

硬，氣愈容易散失。

風水是生態也是心態。人煩躁時，表示身體風水不好，開始振盪經絡「打成曲線」，開始運轉，重點在打通膽經的「好風水」，能「防止衰老」，最後壽終正寢的快樂而死。

風水經絡學，教導大家達到內外的和諧，避免勞神、勞心太過，充分瞭解「境」由「心」生，是一體兩面的呈現，好風水，能補回體內失衡的荷爾蒙，讓代謝功能慢慢地恢復，也能緩解焦慮、憂慮、抑鬱，並且療效能維持持久，算是女人的一筆重要的精神財富。

只要努力促進生活環境的美好，就能夠成就身心健康的美好。所謂「打好風水」，這裡的「風」主要指「膽經、肝經」；「水」意指「膀胱經、腎經」。幸福拳是將膽經的氣瘀、肝經的血瘀、膀胱經的痰瘀、腎經的水瘀疏通，是一種順應「天地自然」的養生之道。

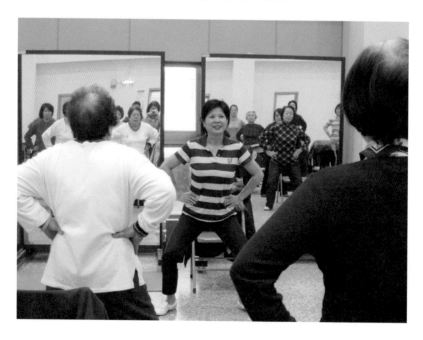

值得一提，男人在膽經，女人在肝經，容易破壞人體風水的兩大經脈。因為精氣不足產生虛火，虛火上升導致後背膀胱經過熱，於是容易煩惱、睡不好，氣場也變弱了。

　　建議女人們，睡覺時，懂得製造後背膀胱經的風水，「精神內守」把氣場調好，頭部有牆面依靠，氣流回流到身體膀胱經，氣的運行好，內心就安定。

Cindy叮嚀：

　　「幸福拳美人」是一個全新的女性。女人與其創造身體以外的風水，居家整齊乾淨，也創造身體內在的風水，人活的精力充沛。懂得照顧全家人的健康，渾身散發出健康、積極向上的活力。因此，幸福拳的「打通經絡」，有好風水就有好的運氣，並且不會老。

美人的「內經」瑜珈

　　本書的美人「打氣溫筋」，女人病自療法是以「內經」為主。而學《黃帝內經》不必抱著古代書本啃蝕，若沒有智慧深入瞭解，根本無法進入其世界。建議妳，練習「拳瑜珈」的內經瑜珈，「先打後拉」體位法。

　　《黃帝內經》簡稱《內經》，可以解釋為「內在的經典」。其中〈素問篇〉探討大自然與人體生理的互動關係，〈靈樞篇〉是討論臟腑經絡問題，一是生理，一是病理，包含了五行、脈象、臟象、經絡、病象……等各種生理學、診斷學的方式，事實上就是一門認識內在、身體運轉機制、氣血現象……等的學問。

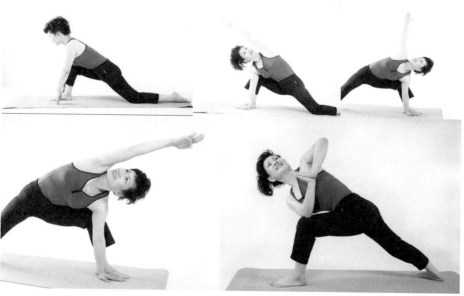

拳瑜珈總指導Tiffany資深老師

《內經》是戰國時代前的醫學大作，融合陰陽五行及身體臟腑經絡氣脈，本書的美人「打氣溫筋」，女人病自療法是以《內經》為主。其核心價值就是經絡醫學，重視大自然、人類與社會生存融合的整體觀，揭示人類「經絡」存在的事實，存在於「法於陰陽，合於四時」。

　　打個比方，若感冒咳嗽去學傳統瑜珈，習慣用一知半解的「拉筋方式」解決咳嗽問題，但拉筋是不能治好咳嗽的，反而越咳越厲害，把病菌積壓在體內，如何宣肺化痰把肺打通，建議妳練習「拳瑜珈」的內經瑜珈，「先打後拉」體位法。

　　經絡，是人體最敏感的系統，若過度的拉筋，就像吃西藥一樣，把病菌壓住而已，嚴重時還會把病菌傳導到全身，因此，不懂《內經》的「經絡傳導」而做瑜珈，是容易導致氣血壅滯，病症加重的。其實初病最先入絡，最早先兆即出現於絡脈，但「久病入經脈」，而疏通經絡最重要的方法，就是「打通經絡」即可自療痊癒。因此，不懂得《內經》概念及氣脈循行，又如何執行標準體位法呢？

　　「打通經絡」，不是用針也不是用藥，而是透過雙手體會《內經》的學問，庇護身體的健康，對抗邪氣入侵，好像媽媽關心孩子般的輕鬆自在。

　　然而，大自然環境一直在變化，傳統中醫治療疾病的方法，可以概分為用藥、用針兩種方式來幫助身體，讓五臟六腑恢復，但是我們應該學習如何從身體把健康找回來，而不是學會如何從身體找出疾病與治療疾病。

　　所以未來女人學的瑜珈，要懂得氣動、敲敲打打「幸福拳」，如此才能鞏固四肢氣脈，而不是把自己創作成另一個健身房，只鍛鍊體力和活力，姿勢雖喬好，但身體內的氣脈卻不合，造成所謂的「水土不服」，練再多也沒用。

拳瑜珈強調「上古之人，春秋皆度百歲，而動作不衰」，懂《內經》才能體驗這些道理，成為「內經瑜珈」的真正美人。

幸福拳的學問就是「打通經絡」，學會打幸福拳就學會關心自己，也學會了關懷他人，這是每一個女人未來的健康生活。

Cindy叮嚀：

家人因妳懂《內經》的經絡，用幸福拳打通經絡，調養自己與全家人的健康，就能肯定《黃帝內經》，進而瞭解「雙手振盪」才是養生之根本。打通手腳的全身性運動，到臟腑、氣脈就是氣動的美人「內經瑜珈」概念。

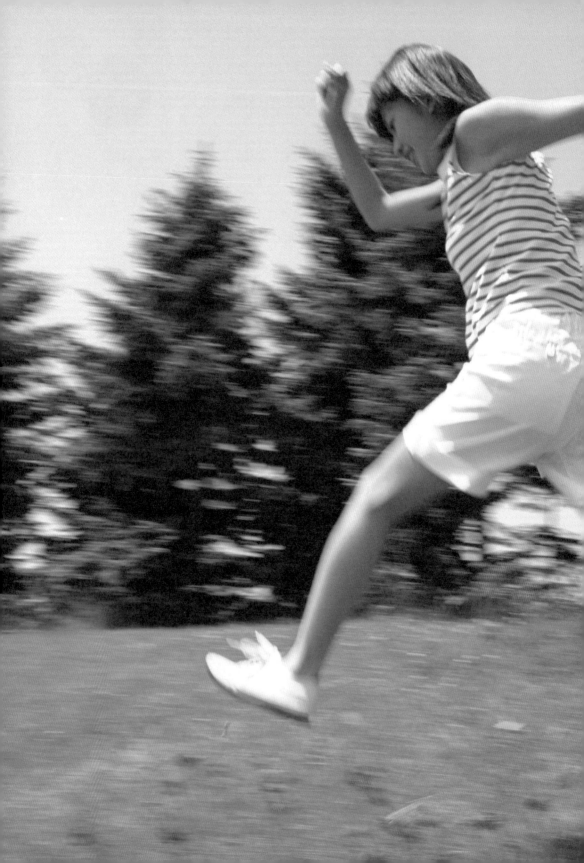

Part 3

打幸福拳美人

1打通胃經，永保青春活力

2打通脾經，預防小毛病發生

3打通心經，漂亮過絕經期

4打通小腸經，永遠的美人

5打通膀胱經，健康長壽的關鍵

6打通腎經，變身輕有神韻的女人

7打通心包經，強化心肺的青春駐顏術

8打通三焦經，調和氣血「女人病」祛病法

9打通膽經，神清氣爽的造血工廠

10打通肝經，成為愉快、幸福的美人

11打通肺經，把多愁善感變「快樂美感」

12打通大腸經，排除「負面情緒」永不老

幸福拳在陽光和空氣中，閉起眼睛，深深呼吸打通經絡，覺得自己無比的幸福，我再度深深呼吸，帶著這飽滿的正面力量來教「幸福拳」。——Cindy

打通胃經，
永保青春活力

時辰是女人養生的重要關鍵，一天中氣血最旺的時刻在上午7至9點，就是辰時，一天的生活就從上午七點後的打通胃經開始，「打通胃經」要讓女人的皮膚緊實不鬆垮，就需要「打氣溫胃筋」自療法，給予天天向上的能量來源，也是帶動女人「一整天」健康的活力經絡！

「小腿」胃經自療區

說明：振盪上巨虛穴、下巨虛穴。臉部熱度愈高、氣血不佳的人，小腿胃
經特別僵化，只要由上而下振動、拍打，就可以達到改善效果。臉
部瘡疤明顯不褪的人，除了影響心肺功能外，還會有大腸、小腸的
功能障礙。

（A）坐姿，雙腳前伸、
　　　併攏曲膝，雙手龍
　　　拳同步振動「上
　　　巨虛穴、下巨虛
　　　穴」，共約 2 分
　　　鐘。

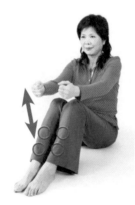 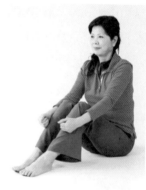

（B）坐姿，雙腳併攏，
　　　前伸曲膝，雙手龍
　　　拳同步振動「足
　　　三里穴」，約3分
　　　鐘。

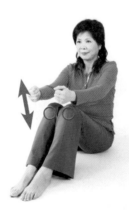 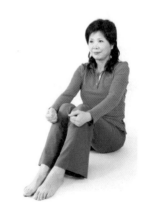

提醒：腸胃功能偏弱，振動足三里穴，可以有效提升白血球功能。

「大腿」胃經自療區

說明： 有助膝關節、髖關節靈活。不喜歡走路的人，因膝蓋老化、腹部沒氣、呼吸不順，跑步力量是靠胃經氣血運轉全身肌肉。

立姿，單腳曲膝上抬至大腿與上半身呈90度，單手龍拳同步振動，同手同腳。左右手交互操作，共約3分鐘。

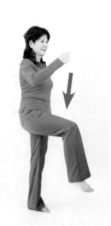 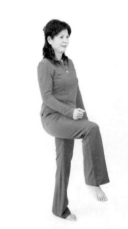

「腹部」胃經自療區

說明： 小腹或中腹過度緊繃或過胖的人，乳房也會跟著下垂，而且是乳房病變高危險群，乳房健康才能哺乳健康的孩子，還可以改善尿失禁、頻尿、四肢冰冷、畏寒、身體向前傾、聲音沙啞、疝氣、預防乳房病變、容易胸悶、體力不足等。

立姿，雙腳打開與肩同寬，雙手鳳拳振動，左右手交互操作。

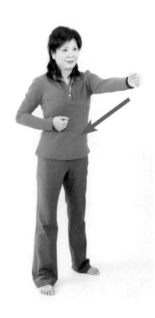

「胸部」肝經、胃經自療區

說明： 乳暈顏色深暗，乳頭不夠鮮紅，乳房下垂等症狀屬於肝經不通；乳房硬結、發育不良屬於胃經不通，乳房的氣血問題會影響晚間肝經的活絡，先打胸部胃經再打肝經，不但可以解除生理、乳房脹痛，還能夠達到氣血平衡。

「鳳拳」胃經法

胃經緊繃下拉造成的心肺功能不足，造成過敏性鼻炎、眼袋、黑眼圈、口眼歪斜、多夢（胃火過高的失眠）、唇破、頸腫、頭痛、頭暈，可藉振動胸部胃經改善。

自然站立，單手上抬比肩高往後推開，另一手同步鳳拳振動。左右交互操作。

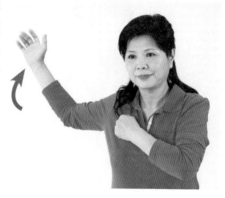

「掌拍」肝經法

立姿，單手曲肘上抬至肘與肩齊高，掌心向外推開，四指併攏、指尖朝上，另一手掌心拍打振動。左右交互振動，共約3分鐘。

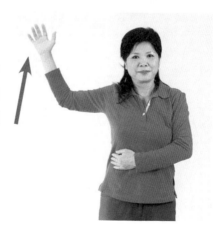

「腳背」胃經自療區

說明：第一次驚喜的發現，把「腳背胃經打熱」了，鼻炎不發炎，有時鼻水也不流了……。過敏性鼻炎的人容易腳背虛冷，提醒妳，振動胸部胃經之外，還要加強胃經「腳背」的溫暖。

坐姿，龍拳振動腳背胃經，共約2分鐘。

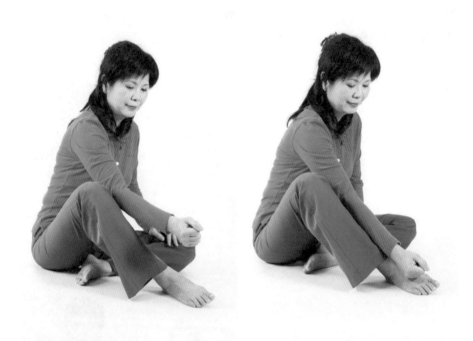

胃經美人教室

懂得保健胃經的美人就能夠保有青春活力。如果早餐是熱食，全身的能量補充達到最佳效果，這是我們一天活力的本錢。因此不吃早餐反而更容易疲累。

早餐如果喝冷飲冰品或油炸品，身體氣血受到「有寒入侵則凝滯」，致使脾胃運化失調而消化不良，熱氣、濁氣無法下降反而向上衝，於是到了青春期就長青春痘或面皰、臉色暗沉、容易脫髮……等，長期來看，女人容易產生經期症候群、絕經期障礙，男性容易產生過敏體質，因為寒氣造成的氣血不足而代謝失調，建議美人，好好吃頓熱的早餐還有助於夜間的睡眠。

脾胃功能失調的人會提早老化。食物進到胃之後必須要能夠「下降」，久坐容易導致胃經痙攣，食物因而停滯在胃裡造成「積食」現象，如果濁氣入心臟則沒有體力，進入肺臟則精神委靡，導致心肺功能下降。

胃經氣血不足會造成皮膚沒有光澤、肌肉缺乏彈性，甚至心情煩躁、貧血。建議美人的食譜為「雞湯加紅棗」，喝兩週皮膚有光澤了。

足陽明胃經圖

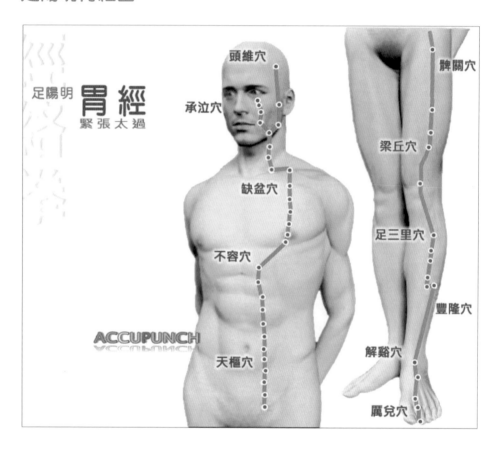

足陽明 **胃經** 緊張太過

頭維穴
承泣穴
缺盆穴
不容穴
天樞穴

髀關穴
梁丘穴
足三里穴
豐隆穴
解谿穴
厲兌穴

ACCUPUNCH

說明：足陽明胃經有45穴，左右共90穴。其中15穴配列在下肢的前外側
面，30穴在側腹、胸部、頭部。經脈起點在頭部的「承泣穴」，終
點則是在第二腳趾的「厲兌穴」。

打通脾經，
預防小毛病發生

人體最容易提升能量的時辰就在早上9至11點，就是巳時，屬於脾經的時辰，此時，健脾就可補腎。脾，為後天之本，也就是人體生化作用的根源、氣血的發源地。九點後振動「打氣溫脾筋」自療法，女人會變得越來越有精神，所有營養就能供應全身，血液量分布好可預防小毛病發生，同時帶動女人「幸福感」的溫暖經絡。

「腹部」脾經自療區

說明：按壓左胸脅有悶、脹、痛都代表運化失調。拍打振動脾經腹部區，增強身體含氧量、促進肌肉運動，橫膈膜才能夠擴張而提高呼吸量。

立姿，雙腳一前一後，雙手如划船向前時吸飽氣至兩脅，閉氣時雙手鳳拳同步振動兩脅，吐氣時全身放鬆，共約5分鐘。

提醒：上班族女人，臀部肌肉特別發達，長期久坐，四肢運動量不足，靜脈缺少肌肉的擠壓運動，血液無法回流，結果可能導致精神不濟、下肢肥胖、子宮肌瘤……等症狀。所以經常久坐的婦女應多練習，以防治脾胃失調，還可以改善走路姿勢外八、腹脹、腹痛。

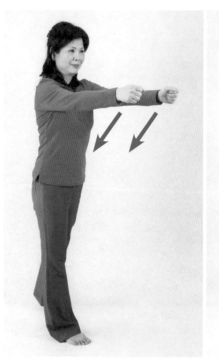 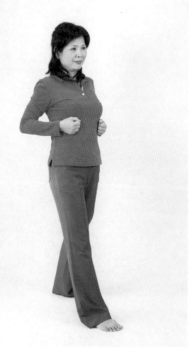

「小腿」脾經自療區

說明： 女人經血量過多，就是脾虛症狀。平日精力不足容易疲累，如果年
　　　輕時常腰痠背痛到老年就容易骨骼疏鬆。

　　　立姿，單腳如踢毽子往內踢高，同手同腳同步掌拍，左右交互操作，
共約3分鐘。

提醒： 夏天是調整脾經最佳時節，在上午9點後振動三陰交穴，調節血糖
　　　的效果會特別好。

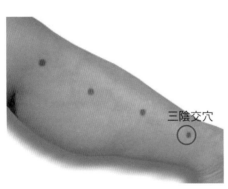

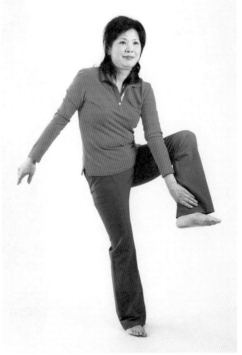

三陰交穴：在小腿內側，當足內踝尖上3寸，脛
骨內側緣後方。

「腹部」脾經自療區

說明：脾經統轄肝、膽、脾、胃機能的協調，根據五行臟象學，脾屬土，土是萬物生長的根源，脾則是五臟健康的基礎。脾的運化取決於腹部呼吸功能，自覺活動量不足、呼吸量不足的時候，代表腹部內壓過高、有所阻滯。

　　自然站立，雙腳併攏，上半身微向前傾，腰腹使勁、胸部不著力，吸氣時將氣吸到後腰命門區，再運氣至下腹丹田區，約12分鐘。操作後手腳會有微熱感。

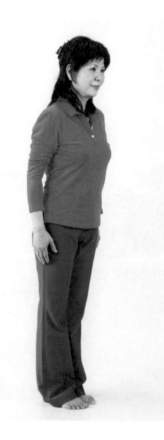

脾經美人教室

　　幸福拳要提醒美人，到了中年要注意避免腹部贅肉，中年女人比起男人更有可能罹患中風機會。建議美女要常做「深吸緩吐」的腹式呼吸，以鼻子深吸、嘴巴緩吐的方式呼吸，簡單說，吸飽氣時能完全挺起腹部，吐盡氣時能完全縮收。

　　夏天是脾胃運化開始旺盛的時節，飲食量會增加，就要慢慢的、浪漫的吃，避免脾胃過度負荷，同時可以減低心臟血管負荷。必須特別留意的是，任何癌症發生的先兆，都是唇色變暗或白，以及偶發性頭暈。

　　頭暈往往是血糖異常症狀，而血糖異常是糖尿病的前兆，因此糖尿病成為百病之源。糖尿病代表身體虛的開始，虛則硬，因為沒有彈性、空間，實則痛，因為問題已經發生，所以舌根僵硬、腹部僵硬、肌肉僵硬、骨骼僵硬……，全身沈重、不愛說話、消化腺分泌失調、胃口不佳、大小便多、腳大拇趾長繭、臉色蒼白，而且眼袋下垂、全身下垂。

　　脾經由舌下連結掌控腦部問題的心經，在橫膈膜連結掌控心臟問題的心包經，思慮太多，思則氣結，代表心中有所窒礙，情緒無法排除，胸悶、胸痛、腹脹，生病的人話比較少，建議多唱歌開心，可以健脾，學會寬心、放鬆，能吃、好睡、排便順暢，身體氣血平衡，心情好，全家愈來愈健康。

足太陰脾經圖

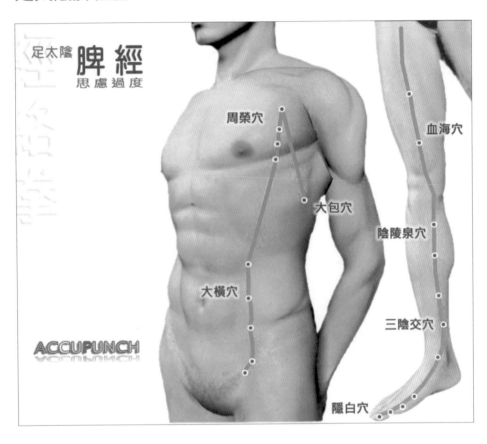

足太陰 **脾 經**
思 慮 過 度

周榮穴

血海穴

大包穴

陰陵泉穴

大橫穴

ACCUPUNCH

三陰交穴

隱白穴

說明： 足太陰脾經有21穴，左右共42穴。其中11穴配列在下肢內側面的
前部，10穴在側胸腹腹。經脈起點在腳拇趾的「隱白穴」，終點則
是在腋下的「大包穴」。

打通心經，
漂亮過絕經期

心經最旺的時刻在上午11點至下午1點，就是午時。女人若到了絕經期，身體特別容易受寒，「打通心經」要讓腦部與精神狀態良好，女人每次來「大姨媽」也能帶來愉悅好心情。所以要常「打氣溫心筋」自療法，是女人經期最好的運動方式，也是帶動漂亮女人「更美麗」的經絡！

心經流汗去除心火

說明： 由於陰陽失調而引起上火症狀。出現咽喉痛、兩眼紅赤、口舌痛以及嘴角破、流鼻血、牙痛等症狀，打心經讓身體微微流汗去除心火。

立姿，雙手一齊用力上甩，一手上舉過頭，舉高於心臟，另一手拳拍振動腋窩及上臂心經，共約5分鐘。

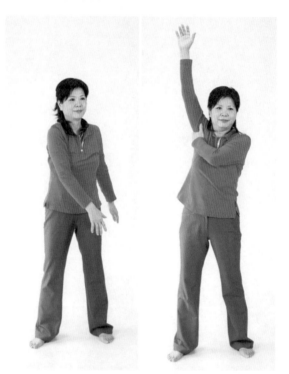

提醒： 女人經常自我測試，手臂上舉至高於心臟，靜脈明顯突起代表心臟乏力輸送充分血液至腦部，靜脈平而不突代表腦部循環沒有問題，手臂皮膚愈清淨的人代表腦部循環愈好，斑點紋路愈多代表想得太多阻礙腦部循環。

心經「不痠痛」能延緩老化速度

說明： 發現「用腦」過度，心經很痠痛，請放鬆點，打養心經，能延緩老
化速度。打對心經幫助最大的，是帶動氣血到身體末梢促進循環，
不但提升腦部含氧量，而且對心臟和代謝都有很大助益，例如八段
錦、太極拳……等。

立姿，雙手上推至頂後，舌抵上齒齦雙手高舉過頭的伸展或和緩地左
右擺動，共約12分鐘。

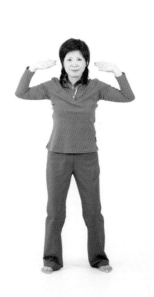
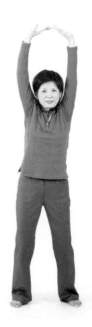

提醒： 舌尖微微抵住上顎代表心經的氣血能夠往上輸送，代表神性回到主
體可以統管自己的精神、意識與思維，內心穩定而有智慧。舌頭柔
軟，代表心經暢通，腦神經沒有退化。

心經美人教室

　　心經不通的人，在上午11點～下午1點的午時時刻，胸悶、呼吸不順的情形會特別明顯。午時，是人體氣血陰陽交換的臨界點，是陽氣旺盛的時刻，小睡片刻的午覺可以延長陽氣旺盛的時間，大約30～60分鐘，超過60分鐘反而容易勞累，就可以保有青春活力更健康。

　　高血壓、糖尿病、失眠、健忘，表示身體衰老，心、肝、肺、腎藏功能集體下降，養生先養心經，腦神經和身體機能，是層層相應的，人體腦部血流量不足時雌激素也分泌不足，會出現憂鬱、悲傷……智昏神亂，女人的絕經期，通常心經「陽氣不足」容易盜汗、臉潮紅。

　　心經與小腸經有表裡經關係，代表兩者氣血是相通的，心經所保護的腦部，形態與小腸是相似的，腸道如果問題沒有解決，腦部也會相對的出現問題，腸道阻礙產生的熱即火氣經由脈絡向上竄升造成心跳加速、心臟無力、走路會喘、頸部僵硬、口腔舌尖潰瘍、腦神經失調，包括煩躁、記憶力減退、耳鳴、白內障……，就是古人所謂的「心腹之患」。

手少陰心經圖

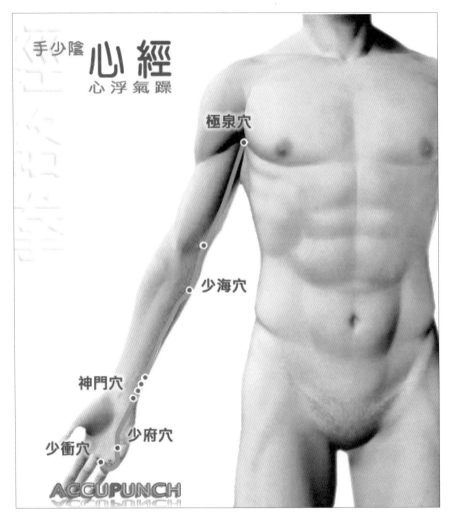

說明：手少陰心經有9穴，左右共18穴。其中8穴配列在上肢掌側面的尺
側，1穴在側胸上部。經脈起點在腋窩中間的「極泉穴」，終點則
是在手部小指的「少衝穴」。

打通小腸經，
永遠的美人

未時是女人變美的重要時間，一天中能量活動最強的時刻在下午1到3點，小腸經，許多人不會打、很少打、打不到，《點穴金樞》開宗明義，不懂得小腸經，女人就無法保持年輕、漂亮。讓女人變美的「打氣溫小腸筋」自療法，能讓小腸經吸收的能量足夠，身體能量才能增強，身材、體型不易變形，且不易老化，也是帶動女人一生美人的寶藏經絡！

心腸好美人臉

說明：運化氣血到臉部，可改善皺紋產生，使血液、代謝循環正常，皮膚
　　　光滑。帶動胸部、臀部的經絡可調血流量和全身氣流，輕鬆成為好
　　　「心、腸」美人。

　　正躺，雙腳上舉，空中踩腳踏車運動，同手同腳，一面踩、一面振動
腹部肚臍兩側。

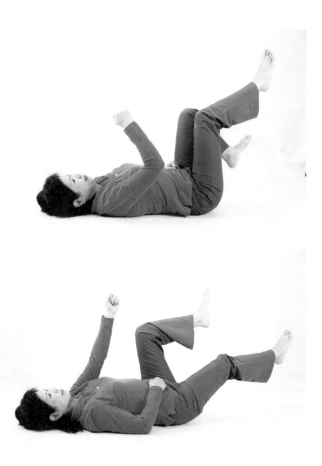

天天做拉皮

說明：女人體脂肪愈高的人，必須注意小腸經阻塞問題。為了身材而節食，青春期的過度節食導致身體無法正常發育，進入成熟期，大約38歲之後容易發生關節痠痛問題。過度消瘦成「紙片人」，骨感、消瘦、膚色蒼白、目光虛幻，等於是讓身體處於長期的疲勞，全身氣血失調而阻滯了經絡，隨著年齡增長而發生關節痠痛、急速老化......。

兩手平舉與肩齊高，微下蹲時同步雙手內收，右手向左推出至比肩高，打直、掌心朝前，左手握虎拳由下而上振動肩胛至上臂的小腸經。左右交互操作。

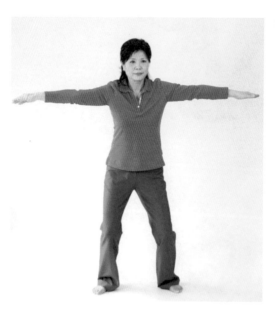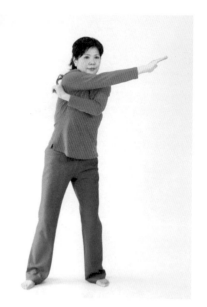

消除眼、口皺紋法

說明： 女人不要活得太老氣，滿臉皺紋，要延緩衰老，就得先消除眼部與
嘴巴周圍的皺紋，能保持年輕貌美的樣子。請美人一定要好好地熟
悉幸福拳的「溫筋手法」，不正確的話會適得其反增加皺紋。

（A）拇趾指腹上頂後推開耳下天窗穴、天容穴。

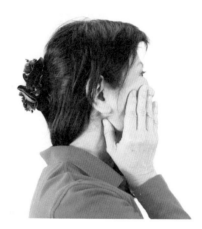

（B）四指腹按壓後項兩側並由後往前滑過胸鎖乳突肌推向任脈。

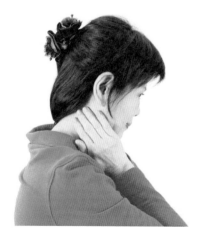 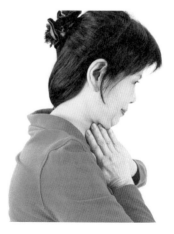

小腸經除皺教室

　　許多臉部的直條皺紋，尤其是鼻翼兩側、嘴唇上下，都是由小腸經所控管。

　　根據臨床研究，抽菸會讓小腸功能減弱，使得身體輸送至頭部的血液量不足，造成了臉部皮膚乾燥鬆弛、頭髮稀疏。長期使用電腦的人，頻繁使用著肩胛至手臂等肌肉群，容易造成小腸經與心經的緊繃，對消化與情緒的影響很大。

　　小腸經阻塞不通，造成小腸吸收營養不足而血流量不足，心臟乏力不易將血液送達頭部，臉部代謝變慢會造成皮膚乾燥、鬆垮，於是出現皺紋、斑點而顯得老態。

　　40～60歲的美人，請天天練習這些簡單的動作，等於是天天拉皮，不但臉色好看，還能夠預防氣喘、改善心絞痛症狀。

矯正頸椎專家

說明：肩胛至鎖骨上、下的肌肉群的萎縮、硬塊，甚至上半身的神經發炎，只要振動「肩貞穴」就能夠獲得改善，常見的毛病有頸椎椎間盤突出……。

左手抱住後項，手肘壓向內側。右手大幅拉開以拳振動「肩貞穴」，由左手上臂外側下緣，至肩臂交接部位。右側同法修打，共約4分鐘。

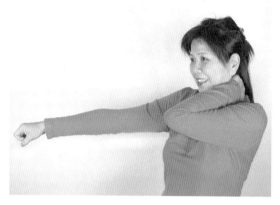
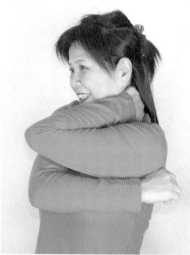

五官症候群自療區

說明：掌心拍打至微微發熱，長期僵硬的人先用鹽巴去角質再拍打，改善
絕經期的臉部潮紅，以及五官症候群。自己打得到代表肩頸沒問
題，打不到的請他人幫忙。

掌心振盪「後背肩胛區」小腸經，天宗穴、肩外俞穴、肩內俞穴，共
約7分鐘。

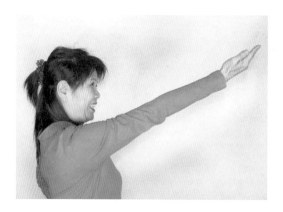 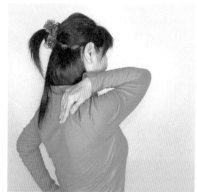

下背疼痛自療區

說明：拍打腹部小腸區與腰腹區，只要脊椎熱，就能帶動全身熱，全身才
有氣，是下背疼痛的特效處方。

　　一面前後、左右推出臀部，雙手一前一後、掌心同步拍打振動腰腹區
一整圈，讓環繞髖骨和腰椎四周的肌肉徹底放鬆，共約15分鐘。

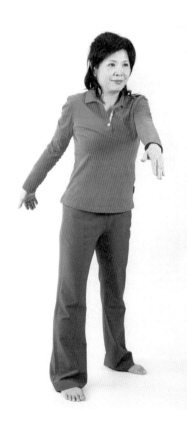 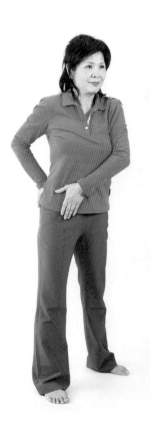

元氣不足自療區

說明：拍打前臂小腸經，能將能量送到全身的末梢，有助改善元氣不足、
白內障、腰痠背痛，連女人脾氣也越來越好。

一手曲肘在前，掌心朝內，另一手虎拳振動前臂外側。左右手交互操
作，共約6分鐘。

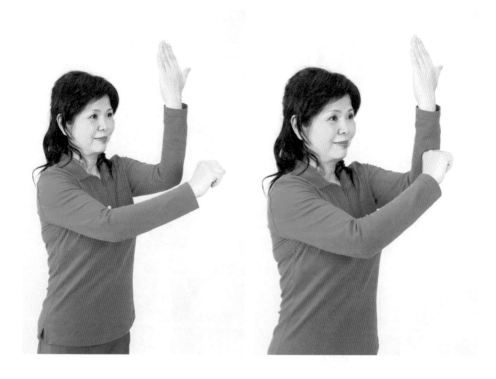

小腸經美人教室

落枕、骨刺、肩臂痠麻或轉動時頸椎發出聲響，都代表著僵化問題，手臂僵化影響情緒、精神官能症與五官問題。

女人工作壓力、單肩揹包的習慣，造成肌肉群痙攣而肩頸僵硬，影響正前方的乳房、肝經與胃經的循行，造成頸部血流速度變慢，導致聽力受損及眼睛乾澀……等小腸經阻塞症狀。

許多人會透過按壓的方式來改善，卻不知道按壓的結果是愈按愈緊讓血液過度集中，反而加速骨質增生與鈣化。小腸經阻塞不通，造成下背部，腎俞穴到命門穴的位置容易疼痛，最明顯的就是大腿骨外側肌肉特別緊繃僵硬，偶爾出現大腿骨關節摩擦聲響，就是典型的小腸經痙攣症狀。

練習瑜珈的女人，一定要特別小心，極力調整骨盆時，不當的體位伸展造成小腸經痙攣，結果骨盆瞬間錯位沒有復元，於是開始關節有聲響、走路外八，甚至腰椎側彎、椎間盤突出、坐骨神經痛……等，千萬不要造成遺憾的後果。

小腸經能量最強的時刻在下午1到3點，未時。建議女人吃午餐，在下午1點半前用完餐，小腸經吸收的能量足夠，身體能量才能增強，身材、體型不易變形，且不易老化。有時一到下午容易胸悶、心慌煩躁、情緒不安，但是，到醫院健康檢查沒什麼大毛病，這就是典型的小腸經不通症候。

我們知道，小腸主要功能是分清濁，吸收營養供給肝臟製造血液，濾除不必要的垃圾送至大腸排泄出去。精緻的食品，或者過度攪拌的流質飲食，減少食物纖維與咀嚼的刺激，食物經過胃部未得到充分的消化液混合，到了小腸便無法適當分解與吸收，長期下來造成小腸機能降低、身體缺乏動力，反而容易焦慮不安及消化不良、腹脹或腹瀉。

多吃粗食，適當的食物纖維可以刺激消化道蠕動，而慢慢的咀嚼能夠充分品嚐食物美味、消除情緒緊張，優雅享受原味新鮮美食，才是健康、美麗、智慧與長壽的最佳保障。

手太陽小腸經圖

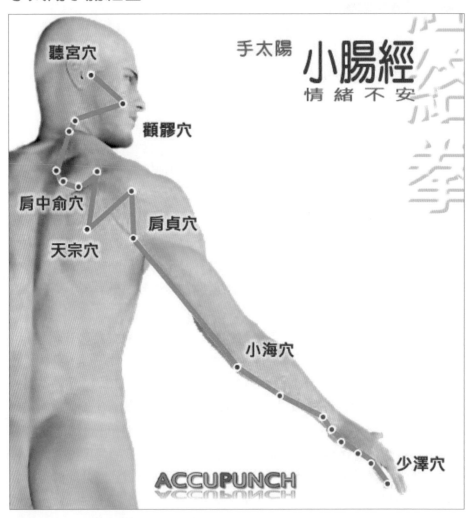

說明：手太陽小腸經有19穴，左右共38穴。其中8穴配列在上肢背面的尺
　　　側，11穴在肩、頸、臉部。經脈起點在手部小指的少澤穴，終點則
　　　是在耳珠的聽宮穴。

打通膀胱經，
健康長壽的關鍵

「申時」是女人長壽的關鍵時間，是膀胱經讓身體透過血液代謝廢物，最旺的時刻在下午3至5點，就是申時，膀胱經陽氣足，水氣就能夠貫穿全身，本經也是女人衰老延緩最具象「鶴髮童顏」的表現。若陽氣不足，身體水分流失過快，「水」不夠女人年輕狀態不能持久。「打通膀胱經」能預防感冒，就需要「打氣溫膀胱筋」自療法，能抗氧化，讓人越打越年輕。提醒美女，沒有一個長壽的人是很「懶」的！

「腿部」膀胱經自療區

說明：打通腿部的膀胱經，除了養生保健之外，還能夠讓美女愈來愈美
的運動時間，在下午3至5點，運動的時間，持續30分鐘就已經足
夠，不宜超過60分鐘。可以有效預防運動造成的骨質流失與脊椎彎
曲變形。

（A）打大腿膀胱經

單腳曲膝上抬，同側手
虎拳（由下往上鉤）同步振
動，左右手交互操作，共約
2分鐘。

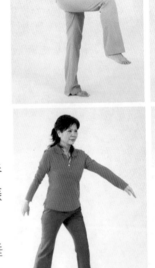

（B）打小腿膀胱經

單腳前踢伸直，同側手
掌由下往上勾，同步拍打振
動，左右手交交互操作。

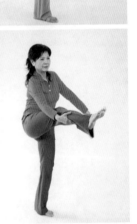

提醒：腿部愈輕鬆，腦下垂
體活力愈旺盛，有助
於美女內分泌的平
衡、男性精子數量的提高。美女請注意，保持運動習慣期間，體脂
率增加、突然變胖、情緒不穩定、五官不分明，都是膀胱經阻塞、
腦下垂體失調的症狀。

「腰背」膀胱經自療區

說明：打通腰背部膀胱經，皮內越分明，能讓女人越長壽的人，年輕狀態
也越持久。

　　立姿，腳打開與肩同寬，甩手轉身時以掌背拍打振動，左右手交互操
作。轉身時吸氣，拍打時吐氣，共約9分鐘。

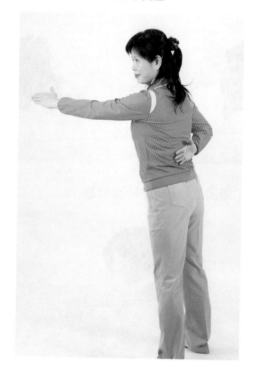

「頸部」膀胱經自療區

說明： 打通頸部膀胱經，預防腦中風，腦血管疾病包括溢血與栓塞，將血液送達腦部的主要通道在頸部（頸動脈），頸部膀胱經是預防腦中風的主要經絡。

（A）收下顎，雙手指腹振動後腦區，共約3分鐘。

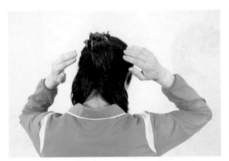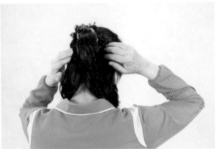

（B）手刀輕輕振動頸部膀胱經，共約2分鐘。

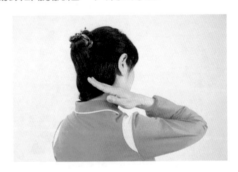

提醒： 頸部膀胱經與手的關聯性比較高，現代美女多半身處長期久坐或久站、手提過重物品、單肩揹包……等工作與做家事狀態，易頭痛或頭暈通常誘發假性高血壓（過勞的暫時性血壓過高），但久而變急性，形成語言障礙，腦神經反應不過來，腦部血管硬化過程產生缺血，千萬不可以冷水沖洗頭部。多利用洗頭時，用鹽輕輕按摩頭皮。

「薦骨」膀胱經自療區

說明：打通薦骨區能把臀部囤積脂肪改善。建議女人坐椅子，只坐一半就
好，不要靠在椅背上，自然能保持背部的挺直。

立姿，雙腳打開與肩同寬，往前挺出腰腹，臀部和兩腿都用力夾緊，
掌根同步薦骨區振動，共約5分鐘。

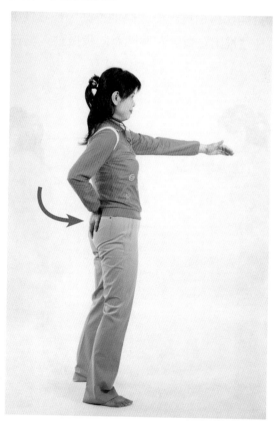

「下臀」膀胱經自療區

說明：請起身「打氣溫筋」久坐的下臀膀胱經，踩著節奏跟著Cindy一起扭動拍打起來，「熱臀」能活躍大腦，抗壓、抗抑鬱，在蹦跳打下臀中能放鬆心情。請美人，隨時伸個大懶腰能「美臀提胸」外，同時給腦部供應更多的氧氣，也能舒展僵直發麻的身體。

立姿，雙腳打開比肩稍寬，雙腳原地不動，往右推出右臀時，右手鳳拳同步振動，再往左推出左臀，左手鳳拳同步振動。左右手交互操作。

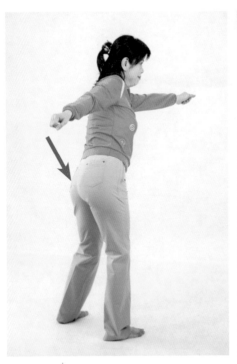 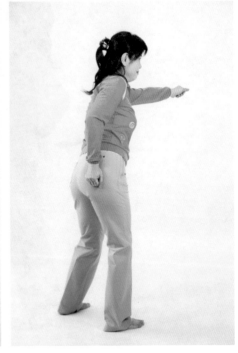

結石與痛風自療區

說明：有結石或痛風體質的女人，在距離睡前約一小時之前分次喝下大約
500cc的水，拍打振動肚臍正下方的膀胱所在的腹部位置，可以預
防結石與尿酸沈積。

立姿，雙腳打開與肩同寬，微微曲膝，手臂往前抬高伸直，如鐘擺往
下移動時鳳拳振動，左右手交互操作，共約15分鐘。

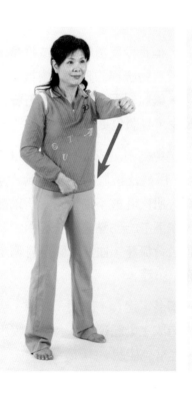
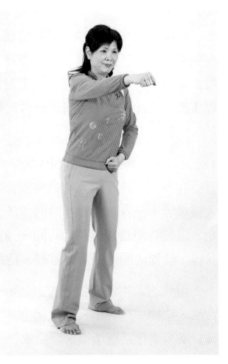

膀胱經美人教室

　　年輕時氣血旺盛，不覺得背肌強壯有何不妥，隨著年齡漸長而氣血漸減弱，過於厚實背肌會造成心肺功能不足，因而前胸或後背肩胛會發生抽痛。

　　背部膀胱經俞穴區，是傳遞五臟六腑疾病訊號的經絡，背肌厚實，疾病訊號的傳遞受到壓抑，於是病輕時不易察覺，一發作就是重病。這種外強中乾的體質，雖然外表強壯，運動也不差，甚至滿面紅光、工作也有活力，事實上，卻是容易久咳不癒、經常胸悶，而且個性焦躁。

　　按摩或推壓的方法可以暫時緩和，但長期反覆的按摩或推壓，血液過度集中反而讓背肌更厚實、更僵硬，於是膀胱經的阻塞更嚴重。平時多拍打振動背部，讓背肌更輕薄、更鬆柔，氣脈暢通，幫助前方五臟六腑更輕鬆運轉，如此一來，生病的機會比較少，身體也更健康。

　　喝水降低尿液濃度、促進代謝、避免結石，成人一天排尿量不可低於1200c.c.，瓜類和茶都有利尿的作用。尿酸沈積體內造成痛風，運動時後背不容易或不流汗的人容易關節緊繃、肌肉乳酸不易代謝。所以散步、打太極拳等……會讓後背適度的流汗，在下午3至5點讓膀胱經由頭到腳照陽光，這段時間是最佳運動時間。運動後背流汗，血液帶動全身循環，頭清身輕，能預防頭痛、坐骨神經、痔瘡……等。

　　現代的人生活緊張，加上久坐、嗜菸、過食、酗酒、熬夜、濫用健康食品、藥物……等不良的生活方式，造成主動脈硬化、心臟瓣膜脫垂、心臟衰竭、消化系統潰瘍、腎衰竭……等常見症狀。

　　淋巴系統疾病中，以過勞導致的免疫力下降的情形最常發生。過勞，讓許多人雖然按時定期健康檢查都正常無虞，卻突然成為癌症末期患者。膀胱經不通的特徵，腹部突出、容易脫髮、上半身與臉部的斑點特別多、

頻尿、記憶力減退、性冷感、容易反悔、情緒煩躁不易控制自己、睡眠愈來愈淺而多夢。

尿失禁是膀胱經不通的嚴重問題。美女憋尿的不良習慣，造成全身水分運轉失調，導致容易尿道炎、膀胱炎……甚至子宮病變的發生。而水分過多的代謝失調，會出現頭痛、腰背疼痛……等膀胱經阻塞症狀，到了下午還容易疲累、打瞌睡，到了秋冬時節就容易傷風感冒。

美女的陰道與尿道相鄰且連接著子宮，陰道或尿道發炎、子宮內膜異位……等，都是過勞造成膀胱經不通症狀，忽略了泌尿系統問題未能即時改善，一旦經由膀胱經到達頭部就會造成難以挽回的大問題。提醒大家，喝水很重要，多喝水可以消除身體過勞，喝水後加強拍打臀部、薦骨區的膀胱經，扭動腰、臀，增強臀部活力、排尿順利正常，幫助膀胱經散熱避免發炎，還可以幫助睡眠。

足太陽膀胱經圖

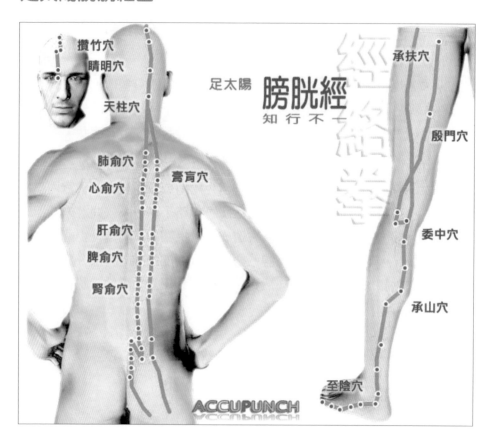

足太陽 **膀胱經**
知行不一

攢竹穴
睛明穴
天柱穴
肺俞穴
心俞穴
膏肓穴
肝俞穴
脾俞穴
腎俞穴
承扶穴
殷門穴
委中穴
承山穴
至陰穴

ACCUPUNCH

說明：足太陽膀胱經有67穴，左右共134穴。其中49穴配列在頭部、頸部、背腰部之督脈兩側，餘18穴則配列在下肢的正中線上及腳的外側部。經脈起點在眼眶內側的「睛明穴」，終點則是在腳部小趾頭上的「至陰穴」。

打通腎經，
變身輕有神韻的女人

「酉時」，女人幸福的減壓時間，整個人有煥然一新的感覺時刻在下午5至7點，腎氣不足的女人，傍晚容易身體疲累、腰痠、過勞而感覺疲累。「打通腎經」後，美人無論做什麼運動，有氧、拉丁、國標舞，都能讓女人的臀部和腿部有活氣。同時操作「打氣溫腎筋」自療法，全身所有的韌帶都要拉伸到，身體的柔韌性慢慢改變，身材也就更加修長，打通腎經是讓女人身輕的神韻經絡！

美人命門養氣法

說明：養氣的重要經絡是「腎經」，能不讓腰身發福，還能讓腿細細長長的。美人在雕塑美好身材初期的關鍵區。

　　雙腳併攏，收下腹，臀後翹，將氣從喉嚨吞下之後閉住氣，拍打後腰命門穴，吐氣時吞嚥口中唾液，　反覆操作7回，共約3分鐘。操作後舌根會有回甘的感覺。

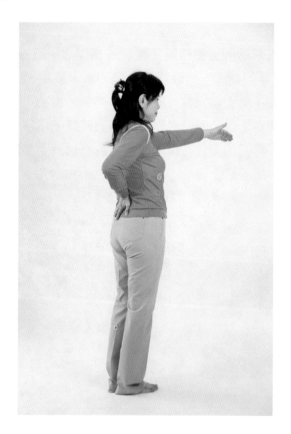

身、心、靈輕鬆在「腎經腿」

說明： 腎經大腿內側有一塊塊硬硬的，都是手腳冰涼的人，請在振盪發熱
變輕後，躺下在後腳膝部墊一個大枕頭，把腿部托高起來，促進腿
部血液回流，此刻想哭就哭，想笑就笑，想唱就唱，身、心、靈都
輕鬆了。

　　保持站立，雙腳打開大於肩，足部十趾用力抓地、不能移位，雙手虎
拳交互振動大腿腎經，幫助腿部血液回流。

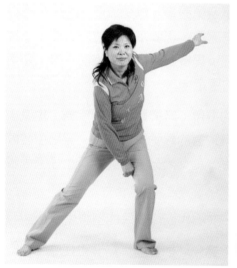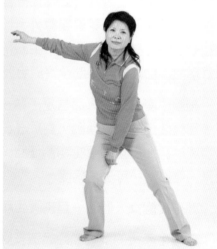

子宮養護教室

　　子宮的位置在骨盆腔中間，前有膀胱控制著排尿、後有直腸控制著排便。膚若凝脂，髮絲烏黑亮麗，代表美女的卵巢與子宮照顧得非常好。長期服用避孕藥、止痛藥、抗生素、荷爾蒙或各種激素，以及寒涼性食品、冰品或生機飲食，所造成的陽虛體質，都會致使子宮過冷而代謝失調。

　　經常泡熱水澡，是美女保養卵巢與子宮最方便的方法，一面泡澡，一面以鹽巴輕揉腿部腎經、命門穴與兩邊腎俞穴、肚臍以下腹部區，保持子宮溫暖，氣血活絡。

　　妊娠前期的三個月，以及臨盆前的一個月，是胎兒健康與順利生產的關鍵期，建議所有孕婦，此二期間盡量避免房事，以免流產、產道痙攣以及胎兒腦部缺氧……等嚴重意外。如有房事，正躺下來，雙腿打開，以捲棉被或枕頭墊高小腿比腰高，拍熱腎經，再接著半身浴的泡熱水澡，都可以舒緩血管性收縮，幫助孕婦與胎兒的穩定。

　　剖腹生產，對女人而言是一輩子的損傷。麻醉劑減低了疼痛，也減少了子宮與產道的收縮運動，對於子宮與陰道的鬆弛影響很大，容易引發感染發炎問題。而且剖腹時切割任脈，導致美女內分泌失調，衍生子宮內膜異常、發炎……等子宮病變。

　　鄭重提醒女人們，一旦剖腹生產，並不代表往後只能剖腹生產！

　　剖腹生產後的女人，呼吸道及腸胃蠕動功能變弱，需調養任脈，恢復體力及為下一胎自然產做準備。

子宮保健自療區

說明：子宮肌瘤，包括習慣性的胃痛、偏頭痛、經痛與腰痠背痛，經期症
候群、不孕、習慣性水腫、新陳代謝失調、卵巢囊腫是典型代謝失
調症，造成下盤肥胖。子宮肌瘤或腫塊可能變成惡性的機率並不
大，轉變為惡性是情緒佔很大的因素，經常開懷大笑，是釋放負面
情緒最好的方法。至於子宮肌瘤的形成原因，包括久坐的腰部疲
勞，缺乏運動，環境潮濕感染源多的白帶，男性生殖器清潔不足行
房時把病菌送入子宮。

（A）正躺，張開雙腳可以貼在牆面上，可以懸空的話效果更好，拍打腿
部腎經。

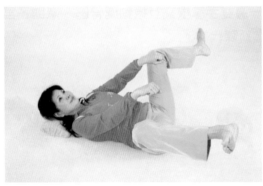

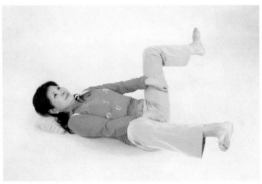

（B）站立，雙腳併攏，足跟貼住、足尖往外，夾臀、收小腹，上半身微向前傾，以鼻吸氣時將氣後推至命門穴，以口吐氣出聲。

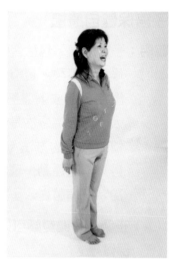

（C）一邊跳，一邊雙手掌根交互振動薦骨區，幫助子宮散熱，保持子宮能量，促進新陳代謝。

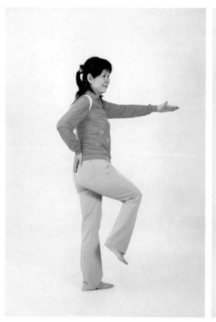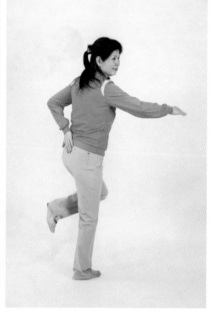

腎經美人教室

　　中醫診斷上所謂的「腎虛」，是現代西醫難以解釋的名詞，「腎虛」代表身體疲累、腎氣不足、陰陽兩氣虛弱。腎經最旺的時刻在下午5至7點（酉時）。

　　腎功能愈強代表生育能力愈強，「生育能力」對美女而言是非常重要的。美女如果到下午5至7點時刻，容易腰痠、過勞而感覺疲累，甚至平時耳鳴、排便及排尿乏力，代表腎經健康已經亮起了紅燈。

　　其中排尿比排便更重要，排尿完全無色可能有腎臟發炎或糖尿病現象，顏色偏黃有可能是肝臟發炎，顏色發紅或偏暗是典型的腎臟發炎，排尿起泡不易消散代表尿蛋白過高，是腎臟發生疾病的警訊。

　　透過「打通腎經」是瞭解腎臟功能最直接的方法，腎經不通，不溫筋容易腰部痠痛、排尿不順而頻尿、月經症候群……等，甚至不易受孕或容易流產、腫瘤或子宮病變，腎主水，美女照顧好腎經，水愈充分，讓妊娠中的胎兒在羊水保護之下發育得更健康，讓經期的代謝更完整而健康、美麗。

足少陰腎經圖

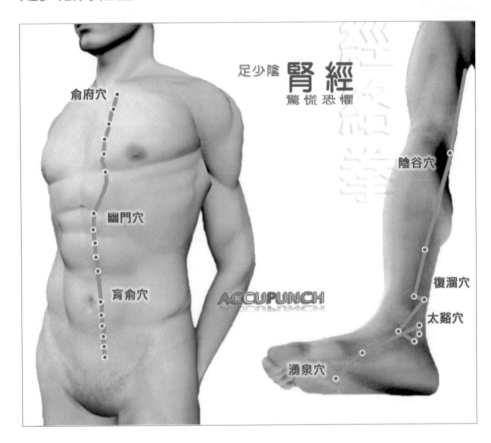

足少陰 **腎經**
驚慌恐懼

俞府穴

幽門穴

肓俞穴

陰谷穴

復溜穴

太谿穴

湧泉穴

ACCUPUNCH

說明：足少陰腎經有27穴，左右共54穴。其中10穴配列在下肢內側面的後部，餘17穴則配列於胸腹部任脈兩側。經脈起點在腳掌心中央的「湧泉穴」，終點則是在胸部鎖骨下緣的「俞府穴」。

打通心包經，
強化心肺的青春駐顏術

戌時是心包經最旺盛的時間，下午7至9點是適合讓心臟輕鬆下來的時刻。
女人一天最美好的快樂時光，是用「晚餐的時間」，美人一定要慢慢的
吃，在下午7點之前用完晚餐，可以減低心臟負荷，心臟能夠輕鬆則頭腦
清晰，人也比較容易感到快樂。同時「打通心包經」能讓女人有戀愛感
受，需要「打氣溫心包筋」自療法，好好把握有限的青春年華。孤獨的女
人、沒有愛的女人老得最快，只有戀愛的女人能青春駐顏。

快樂在按揉勞宮穴

說明：快樂來自心肺的健康。人體全身重量是心臟的200倍，心臟相當於一個人要為200個人提供生命的能量，心臟的工作量多麼大，因此，雙手掌心勞宮穴互相拍擊的拍掌運動，大笑出聲可以舒展胸肌，擴大肺活量，事實上是帶動了整個橫膈膜的運動，橫膈膜運動讓進入腹腔的食物完整運化為運行全身的能量，這正是心肺呼吸的能量。呼吸急促，代表情緒不穩定，自然而然精神不濟。

按揉勞宮穴，左右各按揉50圈，同時大笑出聲100下，操作效果最好，共約6分鐘。

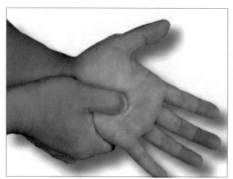 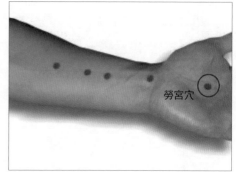

勞宮穴：在手掌心，當第2、3掌骨之間偏於第3掌骨，握拳屈指的中指尖處。

提醒：認識心包經，讓自己面對壓力也一樣氣定神閒、不慌不亂。美人可用拇趾揉筋，五指張開，冥想自己是幾片綠葉躺在透明的杯底，沏入熱水後，舊痛與新傷浮起，在水深火熱的掙扎中，水被啜了一口後，茶香進入口中沁人心脾，靈魂瞬間跳脫，彷彿感受到身心的清香與飄逸。

「養顏美容」治癒內心創傷

說明：臉部彩妝沒有徹底清除乾淨，容易阻塞臉部表層。臉部發麻，屬於
心包經氣血供應不足的現象，家庭主婦終日為家事操勞，心情不好
的時候，第一時間就想到「養顏美容」來安慰自己，讓嘴角的笑意
掛在臉上。心包經以「內關穴」受到壓迫阻滯，最會讓女人心煩，
同時送至頭部的血流量減少，只夠供給腦部、眼睛、舌頭等器官，
頭表皮血液不足會無精打采。建議妳心情不佳時，操作以下的養顏
美容術，並近日多吃「黑芝麻」補血明目，「紅豆湯」消腫補血
吧！

（Ａ）熱水、冷水交互浸泡手部 ，水深
至內關穴位置以上即可。

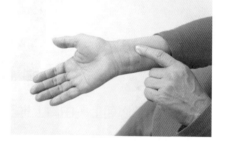

（Ｂ）掌心拍打振動心包經。一面拍一面吸氣，拍幾下就吸幾下，吸氣至
飽而無法再吸時，吐氣，手放鬆。從上臂至前臂，共約6分鐘。

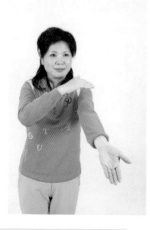 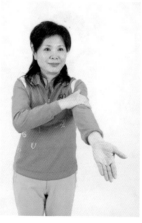 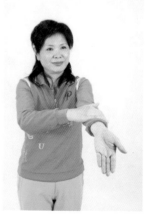

（C）加強振動內關穴以散熱，約100下，3分鐘。

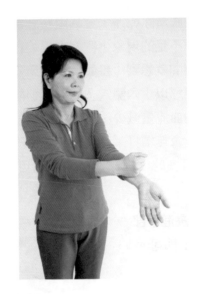

（D）雙手掌心朝上，由肩上推至頂托天，手臂打直、貼耳，調息5分鐘再
　　放鬆下來。

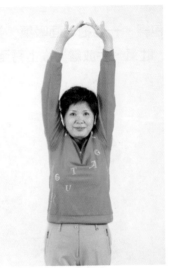

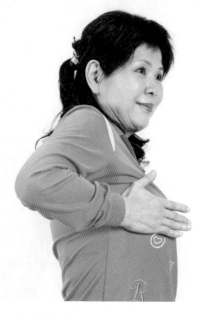

「拍大包穴」＝改善體質＋調整體態

說明：疏通大包穴，煩躁悶熱消失了，能改善體質並調整體態，清除體內
自由基，改善敏感體質心熱。若濕痰消失了，頭部輕盈、胸腔舒
暢，清涼的血液送到臟腑，助消化，新陳代謝的功能也增強了，筋
骨得到滋養，體態輕盈。女人大多是酸性體質，所以平時要多吃水
果、蔬菜等鹼性食物，盡量平衡身體的酸鹼度，才會更加健康。

洗澡時SPA，以精油加鹽，能
去濕解熱，按摩推開心包經。掌心
拍打心包經至精油吸收乾而鹽脫落
為止。站立，吸飽氣、挺胸，掌根
由後前推，共約10分鐘。

提醒：女人肥胖屬於痰濕體質，長
期的生活與飲食習慣所造成
的。若一吹冷氣就不舒服，
身體代謝風邪的能力失調，
一吃到不適宜的食物就不舒
服，身體代謝過濕、過冷食
物的能力失調，在寒冷的季
節時容易四肢冰冷，如果四
肢容易冰冷而又怕冷，就可
能發生睡不好、絕經期症候群、經常性頭暈、經常性盜汗。提醒美
人，早餐吃好點，中午要吃飽，晚上要吃少一點。為了心肺的活力
來源，妳千萬別說沒有時間準備早餐，或者家人準備了妳卻來不及
吃。

「拍膻中穴」釋放內在壓力

說明： 在大自然山泉邊充滿陰離子的環境中，釋放內在壓力，心曠神怡。
在室內，可以播放開心的音樂轉移心境，到浴室打開蓮蓬頭讓自來
水如水瀑般流瀉至浴缸裡，同樣也能夠營造與大自然同樣的陰離子
環境，置身其中拍打振動「膻中穴」，心包經氣打開，讓身、心、
靈SPA 5分鐘，同樣可以釋放內在壓力而心曠神怡。

推膻中穴。站立，右手掌根由膻中穴向左推開、頭同步轉向右側，接
著換左手掌根由膻中穴向右推開、頭同步轉向左側，共約5分鐘。

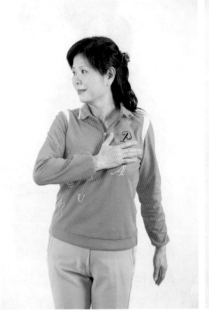
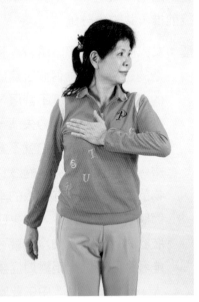

心包經美人教室

心包經是讓心臟輕鬆下來的時刻，而心臟的動力來源在「早餐食物」，美人對早餐從來都不馬虎，最好從前一天晚上就開始準備。最好有粥、有蛋、有雜糧或有豆漿、有牛奶、有水果來伺候心包經的心臟，當然妳可以根據自己身體的需求來進行混搭食用。女人好好吃早餐，身體才會健康，人會比較容易感到快樂而去上班。

上班族在下午7至9點，通常是下班的時刻，如果仍在奮戰工作的人，因為心臟負荷加重而容易產生黑眼圈，往後還會有睡眠品質不良、心脾血虛而脾胃不適……等症狀。晚餐，美人可以簡單但絕不隨便，有湯先一口一口地慢慢喝湯，再以蔬菜和雜糧米飯為主，搭配一點點肉，避免吃太多，因吃晚餐若過於油膩的人，心包經容易不通而煩躁。

「黑眼圈」的發生，通常是過度勞累、長期熬夜，或化粧品顆粒潛入眼皮，對女人而言代表著可能月經失調及往後懷孕的問題，女生養血要先養氣，養氣要先養「心包溫筋」。每晚用冷水、溫熱水交替敷眼部，用指腹振盪三分鐘。

心包是五臟六腑的重要貫連，心包氣血充盈則精、氣、神容易聚焦，胸襟開闊。胸口過於壓迫，心臟周邊血管循環不良，容易心慌意亂、冒虛汗、心臟乏力，而頭部血流量不足，臉部氣色不佳，血不足時無法打通經脈。

動不動就流汗不止，代表代謝失調，請立刻拍打振動「心包經」的胸大肌，就可以徹底改善過度肥胖或過度乾瘦的體態。

手厥陰心包經圖

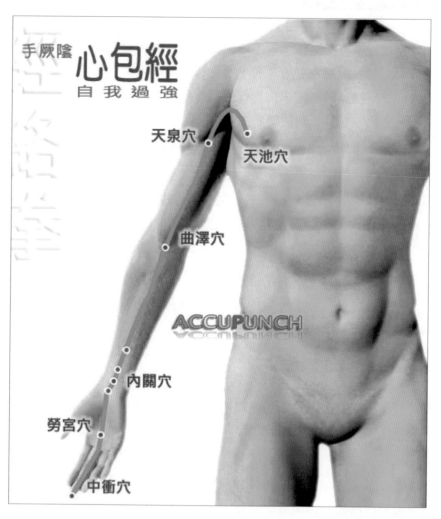

手厥陰 **心包經**
自 我 過 強

天泉穴

天池穴

曲澤穴

ACCUPUNCH

內關穴

勞宮穴

中衝穴

說明： 手厥陰心包經有9穴，左右共18穴。其中8穴配列於上肢掌面的正中線上，1穴在前胸上部。經脈起點在乳頭外側一寸，第四肋間的「天池穴」，終點則是在手部中指的「中衝穴」。

打通三焦經，調和氣血「女人病」祛病法

三焦經最旺盛的時間是下午9至11點，就是亥時，心包經則對應著三焦經，心包血脈收縮、三焦氣不充、血液減少則生病，臉色變白、變紅。「三焦經」為十二經絡循行的終點站，過了亥時，生命的循行又開始了新的一天。亥時是女人祛病的重要時間，「脾胃」是氣血生化之源，「三焦經」是能源供應站，讓氣血隨時得以自動調節，三焦經暢通，陰陽調和，身體氣血就不會阻塞也就健康無病，青春不老。三焦經不通，陰陽失調，氣血便容易阻塞便是「女人病」的開始了。

身體水腫自療區

說明：水腫，身體器官的求救。女人因壓力大，喜歡濃茶或咖啡的刺激，
便祕加上刺激過度，容易造成身體排除多餘水分的能力下降，無法
正常代謝的水分累積造成局部組織變厚而供血不足，身體變弱時水
腫情形更明顯，解除水腫的第一條經脈就是「三焦經」。

一手高舉，至手心高於百會穴，另一手握虎拳，由肩至肘振動上臂三
焦經。雙手輪流操作。手肘愈拉愈高，緩和肩頸壓力，加速腦活力及全身
性的水分代謝，共約8分鐘。

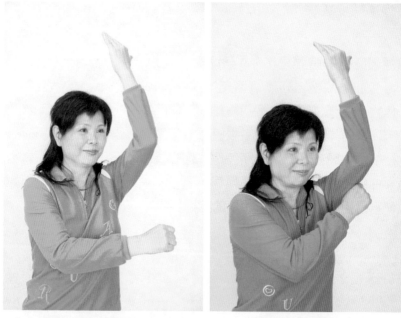

提醒：晚上喝水容易水腫的體質為腎經不通，代表六腑代謝失調已經影響
到五臟了，當腎臟功能減弱會導致心臟功能無法正常運轉，造成靜
脈在血液回流動脈時血壓升高，靜脈血壓升高便造成了局部性水
腫。振動上臂「三焦經」，頭輕了，全身就輕了，身體就清爽了。

全身脹氣自療區

說明： 脹氣，三焦經「生氣」了。只要肩膀保持溫暖就不容易脹氣。常吃
冰，上升的火氣被「冰鎮」而卡在經絡裡，三焦經的皮部摸起來是
冰涼的，這是中年以上的女人，一喝冰水便容易脹氣的主要原因。
人體不能降溫過度，幸福拳建議喝溫水，而且洗熱水澡而不要洗冷
水澡。

　　自然站立，一手自然下垂，另一手上抬至頂，虎拳振動肩膀，共約6
分鐘。

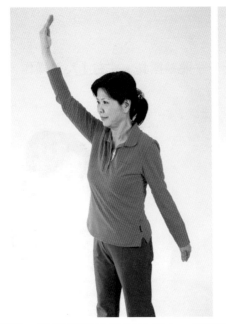 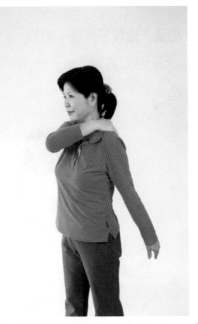

提醒： 建議經常性脹氣的朋友，喝熱醋。醋與熱開水之比約1：4，再熱敷
肩膀或拍打至熱，肩膀溫暖就可以上下疏通而排除脹氣。酸梅也有
疏通的效用，進食而脹氣不適時，吃一顆就好多了。三焦經循行重
點在「肩膀」，肩膀過度緊繃時，雖然疲累卻不易入睡。

內分泌失調自療區

說明：內分泌失調的初期症狀，集中在肩頸以上的部位，因為三焦經屬於多氣少血的經脈，如果氣上不去而血更少則耳鳴、耳聾、眼睛痠澀、視力減退。自療一，加速氣血。振動手臂三焦經，加速氣血往上輸送，促進皮質層與腦下垂體分泌的平衡。自療二，加速心跳。透過加速的跑步運動，讓心跳數達到每分鐘110至130下，加速血流速度之後，接著拍打振動三焦經。大大增加輸送腦部的血流量，促進腦細胞的新陳代謝，對氣血不暢引起的膚色暗沉和斑點，都有一定療效。

（A）加速「前臂三焦經」氣血

一手曲肘在身前、掌心朝前，另一手龍拳振動。左右手交互操作，共約3分鐘。

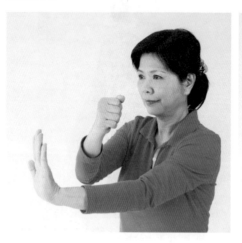 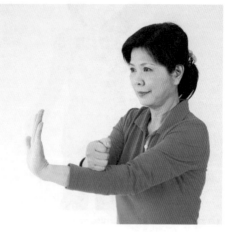

（B）加速「上臂三焦經」氣血

　　一手曲肘在身前向前伸直、掌心朝上，另一手虎拳由下而上，以兩手上下互相撞擊的方式振動。左右手交互操作，共約5分鐘。

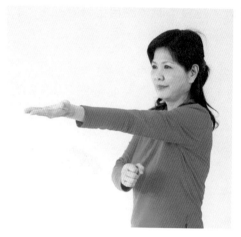 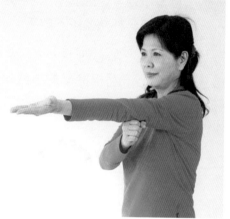

提醒：女人到了中年，非常容易疲勞的人，代表內分泌機能不斷下降，而且體力與精力也愈來愈差。內分泌系統中最重要的是腦部、甲狀腺、胸腺，不足會全身乏力、肌肉痠痛、頭昏腦脹、頭腦遲鈍，其主要機制就在肩膀的三焦經，肩膀經常僵硬緊繃的人容易為小事心煩氣悶、不快樂，身體上特別容易過熱、過累，這就是典型的內分泌失調症狀。事實上，絕經期症候群就是內分泌失調現象，幸福拳建議將補氣的米酒與袪寒的薑一起煮，吃了之後身體會微微發汗而可以放鬆肩頸，而且幫助三焦經暢通。不必擔心酒對肝臟不利，喝少許的酒，如果連少量的酒都無法正常代謝就是內分泌失調。

三分鐘趕走滑鼠手

說明：滑鼠手，有時會感到手掌發麻，或者食指在拖曳滑鼠時容易抽筋，
長時間握住滑鼠，造成手腕至手肘的前臂肌肉僵化，手部氣脈容易
阻塞不通。建議有滑鼠手的女人，冷食不吃，請自己好好掂量，打
電腦時一杯熱薑茶不離手。

單手打直、掌心朝下，另一手掌心拍打振動陽池穴至外關穴的三焦
經。以兩手上下互相撞擊的方式振動，手部就能散熱而輕鬆，共約3分
鐘。

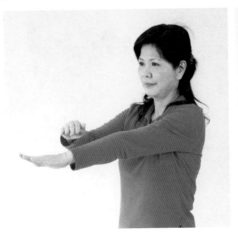 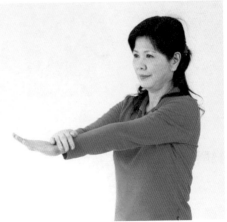

三焦經美人教室

三焦經是「健康長壽」的標誌。從古至今所有的養生法則，強調靜心，而靜心的最佳時刻不是清晨，而是三焦經循行晚間在10至10：30最好，此時最適合打坐，可以調整人體的陰陽平衡，三焦經打坐法，時間以15至30分鐘為宜。

打坐法，先拍打三焦經，拍打至肩膀放鬆，接著轉動肩膀、伸展脊椎，靜坐必須坐在板凳上才能夠真正放鬆，有椅背的木製硬座椅最好，雙腳自然垂直於地面，可以靠在椅背上，雙手可以輕鬆放在扶手或膝上，全身自然放鬆，舌尖輕抵上齒齦，唾液自然生成。

靜坐時體溫會稍微下降，後腦不可吹到風，避免肩頸僵硬、三焦經緊繃，如果覺得背部緊繃請振動胸骨，如果腰部緊繃請拍打肚臍，自然調息、不需數息，專注聆聽自己內在的聲音，肩膀和腿及雙臂自然下垂不用力，肩膀自然放鬆下來，讓情緒轉化獲得平衡，能很快度過絕經期，化危機為轉機。

「健康三焦經」，能幫人體內部血液運行通暢，改善瘀血，改善血脂過高，改善血液黏度過高，對腎臟以及全身臟腑組織器官都有良好的保健作用，「病人」的臉色也逐漸好轉成明亮潤澤，變成一個有氣質「美人」，身上是帶著天然磁場的。不靠衣裝，不靠妝容，照樣能深深吸引大家的目光，這就是「健康」的特徵。

「長壽三焦經」，養生為了預防疾病的發生，能活的很青春。年屆50歲的女人，一定要懂得調養「三焦經」，本條經是「耳朵」的氣血能量來源，每天早晚用偏熱的溫水洗耳朵，用熱毛巾摩擦全耳，同時掌心摩擦發熱，向前按摩耳背面，耳朵會越來越大越長，耳朵也會越來越厚，耳廓長、耳垂大，這就是「長壽」的標誌。

電腦族，三焦經屬於全身性的循環，循行路徑在手臂外側中線上，在陽池穴至手肘的前臂區容易聚熱，過熱會造成肌肉損傷。電腦使用者，腕關節的勞損比較嚴重，腕關節的勞損導致手臂彎曲容易、伸直不易，甚至發出關節磨擦的聲響。經常打「三焦經」能降低腕關節炎的發病機率，讓每一名常坐在電腦前的美人能輕鬆、愉快地上網。

手少陽三焦經圖

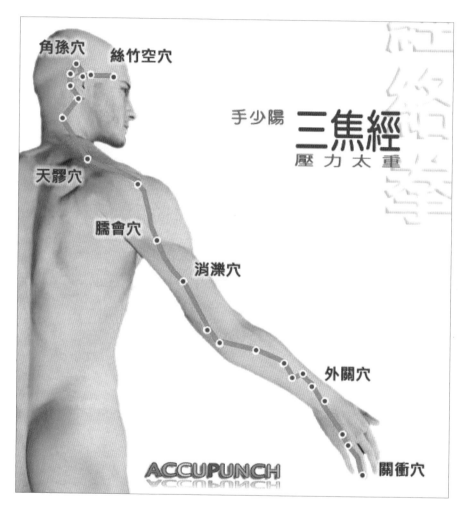

角孫穴　絲竹空穴

手少陽 三焦經
壓力太重

天髎穴

臑會穴

消濼穴

外關穴

ACCUPUNCH

關衝穴

說明：手少陽三焦經有23穴，左右共46穴。其中13穴配列於上肢背面的
正中線上，10穴在頸、側頭部。經脈起點在手部無名指上的「關衝
穴」，終點則是眉梢外側凹陷處的「絲竹空穴」。

打通膽經，
神清氣爽的造血工廠

子時是身體造血的女人養生時刻，造血最旺的時刻在半夜11點至零晨1
點，就是子時，膽經位於身體側面，「膽經」是十二經絡循行的第一條經
脈。《黃帝內經》所謂「十一臟腑皆取於膽」，意思就是膽經與所有臟腑
都有連結。女人「造血量」夠強，皮膚滑若凝脂，也沒有月經的大麻煩，
生活會超輕鬆的，心情也變得「簡單、自由」。因此，打通膽經「溫筋活
血」，反映在臉上自然就是眉頭舒展，笑容甜美、輕鬆，完全沒有生活壓
力的美人。

鬆肩自療區

說明：女人有五十肩問題，代表心臟受到體側膽經拉力而血流不穩定，甚至產生心臟雜音，血壓偏高而容易導致代謝失調疾病，血管硬度也比較高。一般而言，45至60歲發生的肩關節周圍炎，大多是心臟問題引發的，所以左肩發生機率比右肩高，至於45歲以下則大多是姿勢不良、過度操勞、情緒低落的關節勞損。振動中感覺痠痛的位置，以熱敷、拍打、伸展效果最好。拔罐只能夠加速代謝得到暫時舒緩，卻無法增強心臟動能達到徹底改善，按摩推拿反而容易增加肩膀受傷的機率，務必謹慎。

（A）一個人的幸福拳

平躺，雙手往頭頂方向伸直、平行，雙腳伸直、併攏，讓雙手與雙腳伸展至極為原則，雙手往上伸直、平行，掌心朝上，共約15分鐘。

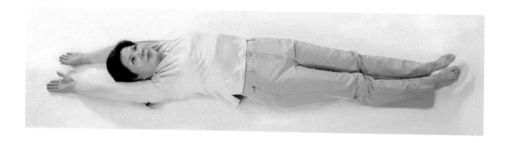

（B）二個人的幸福拳

　　正躺下來、曲膝，另一人掌心拍打或鳳拳振動身體兩側的膽經，以胸側膽經，心臟、肺臟周邊位置，為重點加強拍打振動，共約20分鐘。

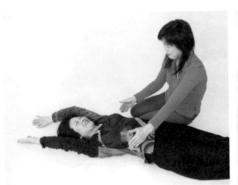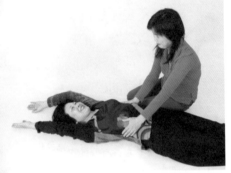

提醒：肩部問題，五十肩不過是總稱而已。肩膀無法上提、無法挺胸、斜肩、左右肩不等高等，一定要立刻改善，外顯症狀是五十肩，事實上隱藏著複雜的心臟問題。睡眠時間過少「造血不足」，或沒有充分休息而過勞，始終緊繃而不得放鬆，導致血液無法回流至肩膀，於是帶著壓力入眠，這是五十肩的最大問題所在。如果發生肩膀疼痛大約是一年，接下來僵化的時間也大約是一年，同樣的，復元就必須花上一年的時間，以此類推。

婦科病自療區

說明：打通膽經能改善卵巢囊腫，還可以消除子宮肌瘤。卵巢是美女特有
的器官，是美女最重要的雌激素分泌來源，在兒童期只有少量分
泌；青春期後會大量增加，促進女性第一、第二性徵的發育成熟，
與生殖、神經、骨骼、肌肉、皮膚、免疫……等系統都有密切關
聯，美女早上的氣色好，代表卵巢健康無虞。

（A）正躺、曲膝，扭腰將臀部與雙腳推向左側，右手以掌根振動臀側至
腰側膽經，接著換邊同法操作，左右輪流。每天操作數回。

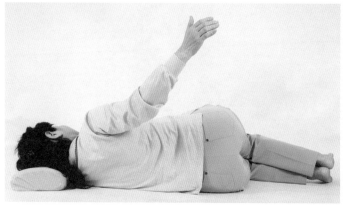

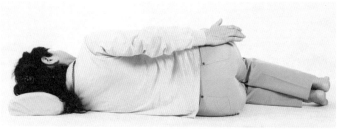

提醒：操作時的痠刺感愈來愈減輕，操作愈輕鬆腰部曲線愈明顯，代表著
卵巢的壓迫逐漸消失。

（B）立正站直，雙腳併攏，腰背挺立，雙手掌心相貼上推至頂，可以維持10分鐘以上代表膽氣十足。每天睡前操作，不只容易入睡，而且睡醒神清氣爽。站立時容易流汗代表目前膽氣不足，站到不流汗代表目前膽氣最旺。

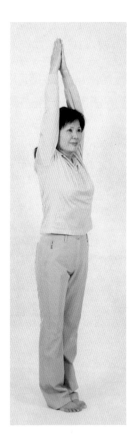

提醒： 當美女體態顯出沒有腰身時，代表腹部脂肪組織愈加肥厚，卵巢容易受到壓迫而產生囊腫，過度肥胖、毛髮異常濃密的美女務必特別留意。美女過了35歲後卵巢逐漸縮小，因而不易受孕而且容易流產。

膽囊結石自療區

說明：膽結石，消除結石一定要用振動。膽汁的主要作用為代謝，膽汁濃
度過高容易產生結石，造成結石最大因素是藥物，藥物成分為人體
很難代謝的無機化學物質，藥物造成膽汁分泌異常導致膽囊長期緊
張而無法放鬆，長期不吃早餐的人膽囊容易縮小而造成結石，因為
膽汁分泌減少。

（A）立姿，上半身微向前傾，吸飽氣後，雙手鳳拳交互振動兩脅，由背
脅開始漸至體側再至前脅為一回，反覆操作，共約10分鐘，並補充
水分。

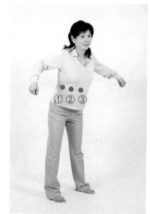
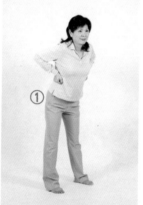

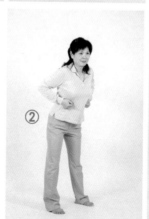
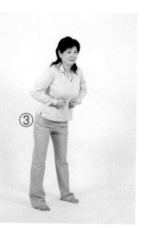

（Ｂ）幫助膽囊放鬆、促進血液循環的關鍵在陽陵泉穴。正躺，腿部上抬
　　　懸空、曲膝，虎牙拳振動。

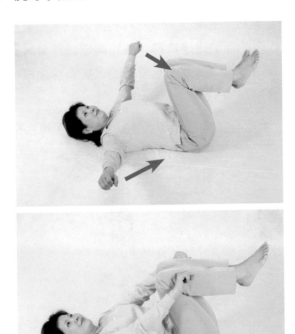

提醒：經常腳過熱的人，可能就是膽汁分泌不足，如法操作後腳部會感覺
　　　清涼。

神清氣爽的造血法

說明： 怕冷，因為陽氣不足「無法造血」，真正原因就是膽經不通，膽經
的陽氣無法往上送，同樣的，容易感冒的人也是膽經不通，其中
「風池穴」最重要的作用就是祛風寒。怕冷的人新陳代謝比較慢，
事實上，美女的體溫通常略低於男性。貓經常伸懶腰，牠們伸展膽
經的幅度很大，身形曼妙而壽命比較長。想要有「神清氣爽」好氣
色，建議美人，多側躺拍打側面膽經，多伸展身體兩側，就像貓式
伸展一樣。

（A）風池穴造血法，用掌刀小魚際，共約4分鐘。

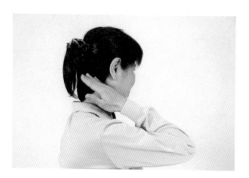

（B）胸側區造血法。側躺，雙腳併攏、曲膝、倒向一側、盡量貼近地
面，一手上舉過頭、打直，另一手掌拍，共約8分鐘。

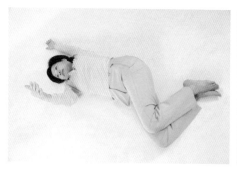 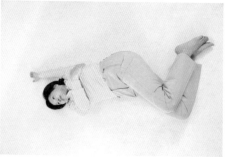

（Ｃ）大腿區造血法。側躺，雙腳併攏、曲膝、倒向一側，虎拳振動，共約6分鐘。

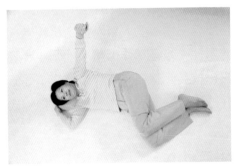 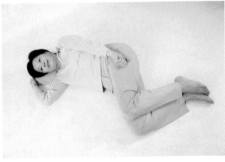

膽經美人教室

　　膽經是唯一走在身體側邊的經脈，相當受矚目的一條經脈，許多書籍更以「如何敲打膽經」為主要內容，由此可見，膽經對人體有十分重要的影響。人類的肢體活動多以前後為主，相對的，兩側是比較少活動到的身體部位，所以兩側的經絡容易阻塞不通。

　　人體氣血轉換源頭來自膽汁，若不通，容易膽囊結石，造成身體僵化，肌肉容易痠痛，腿部特別沈重，耳朵容易產生硬結而且有刺痛感。引發女人易得偏頭痛、感冒與耳鳴，甚至癡呆症。

　　膽經的造血數量大於血液的消耗，那麼血液總量就會愈來愈多，心臟動能能夠將血液充分送達腦部則心腦健康，左側膽經強化心肺的動能永遠大於右側，只要造血的「血液量夠多」就能送達肢體末梢的手指、腳趾、頭部、肩膀就能夠全身放鬆，神清氣爽。

　　另外，「決斷能力」是膽經的特色，女人氣血不足時，血液無法充分供應腦部所需，前瞻後顧、舉棋難定、容易緊張，長期使用藥物的人容易失去自信，最終交感神經失調、亢進、焦慮不安……。

　　提醒女人，站立，血液是無法到達膽經的頭部區，在血液無法到達的部位拍打振動，打得全身發熱反而會想吃冰涼食品，吃得愈多，愈口熱心煩，因為混亂了經絡傳導適得其反。

　　側躺，才能夠讓血液送達膽經，促進膽汁分泌，輕鬆的姿勢就能夠將血液送達膽經以降低心臟負荷，保持全身氣血暢通所以不會產生火氣。因此，側臥拍打振動膽經可以讓體溫瞬間上升，除了精神、臉色變好之外，心臟跳動也因為血流穩定變得規律，而且全身體溫均衡、四肢溫度比較穩定。

足少陽膽經圖

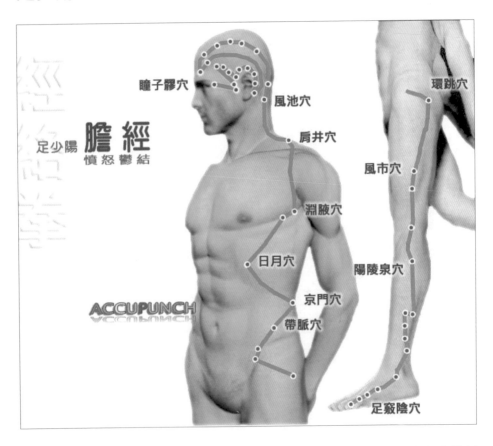

瞳子髎穴
風池穴
肩井穴
淵腋穴
日月穴
京門穴
帶脈穴
環跳穴
風市穴
陽陵泉穴
足竅陰穴

足少陽 **膽 經**
憤怒鬱結

ACCUPUNCH

說明：足少陽膽經有44穴，左右共88穴。其中15穴配列於下肢背的外側
面，29穴在臀、側胸、側頭等部。經脈起點在眼眶外緣凹陷上的
「瞳子髎穴」，終點則是腳部小趾上的「足竅陰穴」。

打通肝經，
成為愉快、幸福的美人

女人以血為本，肝經又稱為女人的經絡，肝經的時辰為上午1至3點，就
是丑時。「肝膽相照」則說明膽經與肝經的密切關聯。大多身處於「亞健
康」，身體不舒服卻找不出原因，介於健康與疾病之間的狀態。若能愉
快、幸福是指「氣血平衡」，生活有規律，心情愉快，平胸會感謝肝經，
因能幫女人「豐胸」；若「氣血失衡」，月經混亂，對胸部發育極其不
利。

尿失禁自療區

說明：尿失禁在台灣地區20歲到59歲約佔18.7％，是中年婦女普遍存在的問題。肝屬木，木有根要往下紮穩，吸收水分，根如果沒有穩固底部的骨盆，則無法吸收水分而氣不足，所以骨盆鬆弛。女人骨盆腔，是指恥骨下端至尾骨的體腔，內有膀胱、尿道、子宮、陰道、直腸、肛門……等器官，子宮收縮不良，在妊娠時會導致重量下壓，極有可能造成骨盆鬆弛，調養肝經可以改善尿失禁，甚至痊癒。

站立，單腳曲膝上抬、膝關節內扣，虎拳振動大腿內側肝經，兩腳輪流操作，共約6分鐘。

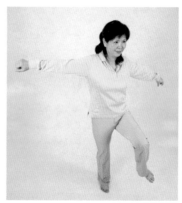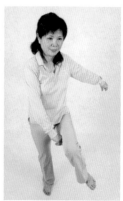

提醒：操作後，骨盆重新調整位置，覺得丹田有力，臀部比較緊實，漏尿情形消失了。腰痠背痛的原因是肌肉拉力不平衡，可能是車禍等外力撞擊造成脊椎、骨盆與大腿骨的移位，年輕力壯時不以為意，年紀稍大時咳嗽、提稍重的物品或打噴嚏，就會漏尿。大腿內側至股關節的肝經，如果富有彈性，臀型結實而不外擴，站立時自然而然收肛提臀，恥骨內側肌肉群就有足夠的力量支撐骨盆腔所有的器官，如果緊繃僵硬，可能連站都站不久。事實上，骨盆腔問題不僅漏尿而已，還包含了陰道鬆弛。

眼睛老化自療區

說明： 打肝經是老花眼的救星。現今，發生白內障問題的年齡層，已經
從50歲之後提早到20幾歲。防治眼睛老化，重點不在避免過度使
用，而是如何將血液充分送達眼睛。眼睛需要大量血液供給，而肝
儲存血，覺得眼睛看近模糊不清、看遠才清楚，事實上眼睛已經出
現乾澀現象了，而且脾氣有點暴躁，視力愈模糊不清，脾氣愈不
好。年紀漸長，腎經衰弱，腎氣不足，而肝血不足時，眼睛容易痠
澀，會造成白內障、老花眼……等老化問題。

（A）側躺，雙眼用力閉上再輕輕張開，一手手臂上舉過肩，另一手鳳拳
振動胸脅，左右輪流操作，共約12分鐘。

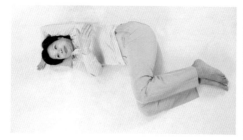 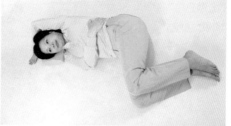

（B）坐在椅子上，頭部低於心臟，讓血液輕
鬆到達眼睛，閉上眼睛開始以繞∞的方
式轉動眼球，共約5分鐘。

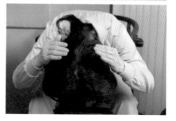

提醒： 人在動時血液要能夠周流全身，靜下來時血液回流肝臟。人體動最
多的並不是四肢而是雙眼。肢體活動時，因為須血液周流全身，不
要特意轉動眼球，但靜下時，血液回流肝臟，只要頭低於心臟，就
可以將肝臟的血液流至眼球，眼球血液充盈轉動，才能夠疏通肝
經。

絕經期自療區

說明：調養肝經的重點在腿部要輕，腿有力就輕鬆，腿無力就沈重，輕代
表氣機循行通暢，而腿部內側通常是比較乏力的。絕經期和坐月子
同樣重要。在絕經期，透過肝經調整全身氣血、津液，暢通氣機，
絕經期的最大問題為情緒，因為氣機不順，容易憂鬱、急躁、憤
怒，「怒傷肝」就是強調情緒的影響，情緒問題引發消化不良、
肝功能失衡、血壓偏高、頭痛、失眠、口乾舌燥、耳鳴、眼睛痠澀
……等問題。

站立、腳趾用
力抓地，吸飽氣並
閉氣時，一面雙手
掌根同時往內用力
擠壓兩脅，一面彎
腰向前，吐氣時雙
手用力旋轉按摩兩
脅，一吸一吐為一
回，每次操作5至
8回，每天操作數
次，共約4分鐘。讓
肝臟血液送往腿部。

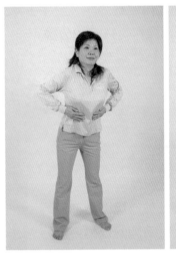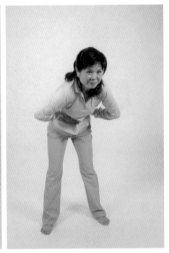

提醒：絕經期一定要讓肝臟有足夠的血液帶動全身循環，而且不管吃什麼
都不會讓症候群好轉。肝最怕的就是「風」，入侵體內的風邪，會
跑來跑去，令人煩躁，如果吃太多導致肝臟負荷過重，「風」往上
跑造成暈眩，嚴重時就是腦中風，甚至神志不清。

婦科病的自療法

說明：肝主疏泄，女人透過月經、妊娠達到肝的疏泄，因此美女平均壽命
比男性長，同樣的道理，美女的經絡比男性通暢。如果肝的疏泄不
順暢，會導致月經症候群、不孕症……等氣血失調現象，其中月經
症候群、白帶……等問題未能改善，將導致子宮肌瘤、卵巢發炎與
乳房病變，乳房屬胃經，乳頭屬肝經，所以乳頭色澤暗沉的原因就
是肝血不良。

　　以熱水泡至小腿，一面泡一面輕輕按摩，泡完擦乾後再拍打振動，是
克服月經症候群最簡便又有效的方法。脾經小腿區三陰交穴至陰陵泉穴，
以及肝經足背區大敦穴至行間穴，加強旋轉按揉，　改善月經失調問題，
共約12分鐘。

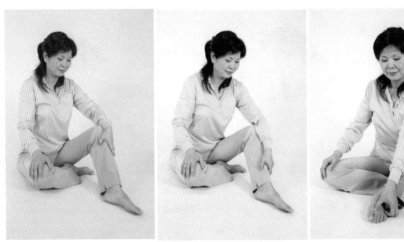
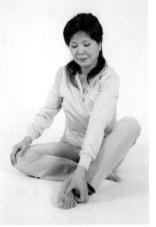

提醒：婦科問題的改善，從小腿開始，現代許多人因為肝臟無法疏泄，氣
滯鬱結而壓迫肝門靜脈，於是腿部氣血無法回流。

睡好，黑眼圈沒了

說明： 睡得好，黑眼圈就會消失。肝藏血，血液能夠充分供給眼睛，眼睛就靈活有神，肝臟是人體的血庫，睡得好血液充分回流肝臟，就有充足的新鮮血液供應眼睛所需，拍打振動肝經的確能夠有效改善黑眼圈。事實上，黑眼圈代表肝臟血流量不足，只有促進肝臟血流量，才能夠有效改善黑眼圈問題。

站立，右腳在前左腳在後、前弓後箭，右手抵右腳膝蓋上，左手虎拳後甩向上振動左側下背肌肝俞穴位置，不要低頭，眼睛直視正前方。左右輪流操作，共約8分鐘。

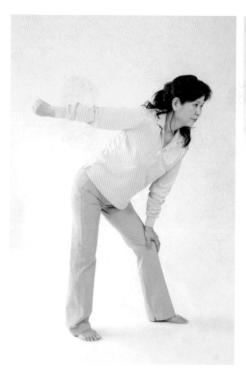 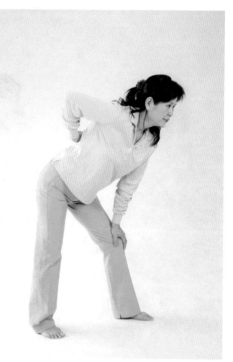

「腦不中風」自療區

說明：調整腦部血液循環，平衡腦壓。我們身體由寒轉溫是從春季開始，
　　　所謂「冬藏轉春生」，春季是萬物生長的時節，如果肝臟失調容易
　　　在春季發病。現代的生活型態，壓力多而且不規律，因此，腦部的
　　　血流量容易不足，容易變成「腦中風」。

（A）雙手掌根按壓兩脅約30下，操作方法和
　　　心臟CPR相同，稱為零平衡。肝火立刻下
　　　降，共約2分鐘。

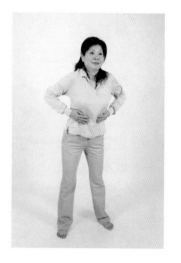

提醒：操作後，深呼吸數次，再喝些開水。請
　　　注意：中風的關鍵在左脅而不是右脅。

（B）雙手掌根用力托住下巴，雙眼用力張開，
　　　輕輕扣齒，促進血液送達腦部。

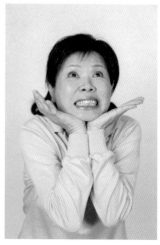

（C）雙手拇趾根部頂住風池穴，挺直腰背，保持頸椎與脊椎在一直線上，閉上雙眼、舌抵上齒齦，仰首至極，保持頸部與手的力量互頂，增進頸動脈血流量。吸飽氣後先沉氣，閉住氣，將氣往下壓至兩脅位置，再由口發出噓氣聲吐氣，吐盡兩脅濁氣。

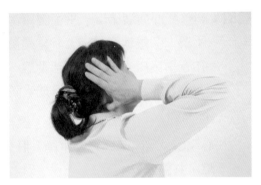

（D）以指腹或指關節扣擊振動風池穴及其周圍，膀胱經與膽經，接著再以木梳梳頭。

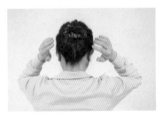 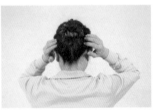 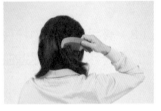

提醒：請不要忽視頭暈症狀，平日可能還會血壓偏高或耳鳴，嚴重暈眩時會嘔吐，五官無法控制等情況，例如：不自主的流口水，容貌是不美麗的。如果頭暈的原因是血壓偏高，可能與腎臟虛弱有關，腎臟虛弱容易口渴、情緒不穩定、煩躁，除了肝經，還必須加強腎經。

（Ｅ）站立，微蹲馬步，雙手交互掌心拍打振動後背腎俞穴。

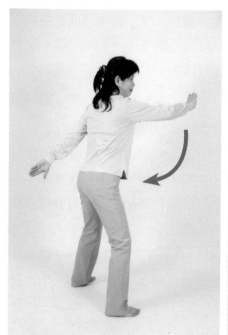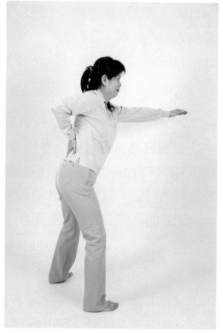

提醒：腿愈有力，血壓就不會偏高，腿愈無力，血壓愈容易升高。最好的
　　　操作時間是在上午7點以前，退而求其次可在上午9點之前，下午因
　　　為體內的氣比較濁劣，操作反而容易血壓升高。小腿容易抽筋、小
　　　腿脛骨容易痠痛，也是中風前兆。

熱敷肚臍以養肝

以精油塗抹肚臍神闕穴，用力下壓、揉推，上下是由內而外推開，左右是由外向內推進，各100下。以鼻吸飽氣、閉氣，一面雙手鳳拳交互振動肚臍約10下，一面以口吐氣至盡。反覆操作8回。

容易疲累、體力不足的人，請經常掌心迅速旋轉搓熱肚臍，順時針方向、逆時針方向都要。

肚臍是母體供給胎兒全身血液的門戶，而肝臟是人體血液源頭，兩者功用類同。肚臍的形狀與肝臟有關，在西方診斷學或中醫腹診學，都會觀察肚臍的形狀，圓而飽滿才算健康。肚臍過於突出的人容易發生囊腫問題，而過於凹陷的人容易發生肥胖、發炎的問題。

肚臍淺而小的人活力特別弱，肚臍位置偏左的人，腸胃功能偏弱、排便異常，肚臍位置偏右的人，肝與十二指腸功能偏弱。肚臍形狀下拉代表臟腑下垂，上提代表肝膽問題。

肚臍連結脊椎至腦神經中樞，刺激肚臍等於刺激大腦，由關元穴直接通達百會穴。

肚臍是身體的中心，身體任何過度造成的損耗都會在肚臍顯現出來，因此肚臍的保健，是養肝、提升活力迅速有效的好方法。

肝經美人教室

養生的重要祕訣就是「切忌過度」，例如：久視傷血，久坐傷肉，久立傷骨，久行傷筋，久臥傷氣……，所傳達出來的概念就是要「適度」。

風，百病之長，有風，病就不易痊癒，而且容易釀成大病。因此，中風往往不會只發生一次，有一度中風、二度中風，一旦三度中風就可能全身癱瘓。

如果頭昏腦脹伴有偏頭痛，而且右脅會偶發性疼痛，就是典型的肝火上亢，平日習慣咬牙切齒，頸部經絡阻塞不通，偶爾手部不易抬高、左右手有明顯差異，代表由頭部經肩頸至胸脅，一定有經絡阻塞的位置存在。

偏頭痛沒有改善而發展至胸悶、嘔吐很厲害時，可能是中風前兆，請打氣溫筋「小腿的肝經」，並加強膽經「陽陵泉穴」與脾經「陰陵泉穴」的溫度。

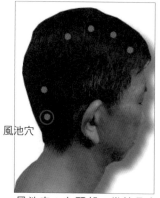

風池穴

風池穴：在頸部，當枕骨之下，與風府相平，胸鎖乳突肌與斜方肌上端之間的凹陷處。

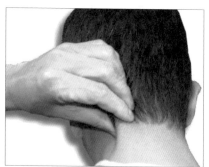

左右提筋「風池穴」各100下。

提醒：後腦勺有膽經「風池穴」，風入池塘的大病就是腦溢血、腦中風。
平時要留意風池穴以下的後頸，要能夠鬆柔不緊繃，肥厚緊繃代表
風的滯留不去，結果腦部成了死水的池塘。

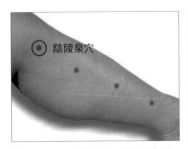

陰陵泉穴：在小腿內側，當脛骨內側
踝後下方凹陷處。

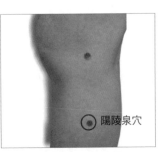

陽陵泉穴：在小腿外
側，當腓骨小頭前下方
凹陷處。

　　建議拍打振動從膽經「陽陵泉穴」與脾經「陰陵泉穴」至小腿肝經，
共約5分鐘。

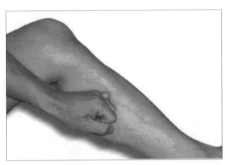

足厥陰肝經圖

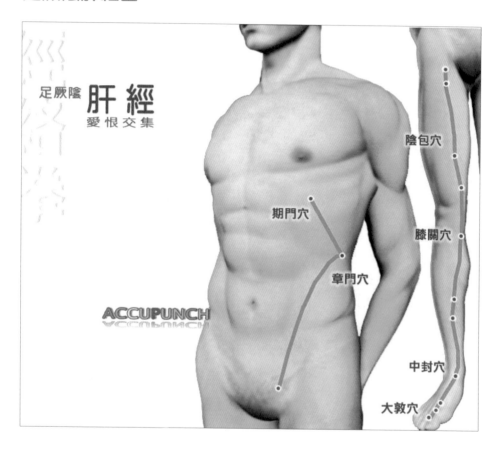

足厥陰 **肝 經**
愛恨交集

期門穴

章門穴

ACCUPUNCH

陰包穴

膝關穴

中封穴

大敦穴

說明： 足厥陰肝經有14穴，左右共28穴。其中12穴配列於下肢內側面，其餘2穴在胸部及腹部。經脈起點在腳拇趾端的「大敦穴」，終點則是乳下二根肋骨距離的「期門穴」。

打通肺經，
把多愁善感變「快樂美感」

寅時，是女人氣血由「靜轉動」、「愁轉喜」的時間，清晨是否精力充沛
臉色紅潤迎接新的一天到來，要看夜裡3至5點，肺經將肝所儲藏的新鮮血
液送往全身，女人「打通肺經」是不要讓生活失控，留點空間給自己，就
需要「打氣溫肺筋」自療法，把多愁善感變「快樂美感」，帶動女人「豁
達的人生哲學」，但，千萬別把自己拍打到瘀青，通常是憂愁「自作孽」
的發洩行為。

平衡血壓自療區

說明：肺的主要機能為「宣發」，由呼吸進入身體的諸多「垃圾」，會堆
積在肺部造成呼吸量逐漸減低，因為阻塞而容易喘、咳嗽……，導
致身體氣不足而產生機能的異常。肺部與胸腔需要旋轉的動能，有
些人會發覺左側胸脅比較緊，容易有血壓偏「低」，有些人則是右
側胸脅比較緊，容易有血壓偏「高」，需要振盪肺經兩邊的胸脅，
「打氣溫肺筋」血壓能平衡。

（A）站立、兩腳打開距離與肩同寬，腳在原地不動，左右交互側轉身用
鳳拳振動肋骨，共約4分鐘。

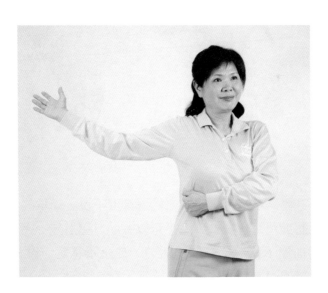

（B）加強腳踝與手腕的拍打與旋轉運動，先拍打再旋轉，共約8分鐘。

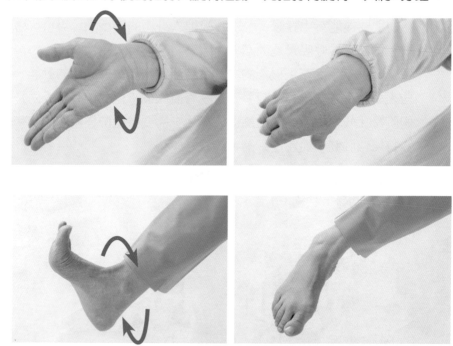

提醒：女人身體氣若不足，四肢末梢會循環不良，簡單的「振盪運動」有
　　　助調整血壓，「振動手腕」可以幫助血壓上升，「振動足踝」可以
　　　幫助血壓下降。提升肺部活力，血壓不穩定，臉色過度暗沉或蒼
　　　白，排便有異常，容易多愁善感，都是肺部「氣不開」的現象。

膝關節老化自療區

說明：「膝關節」在蹲起、登山與慢跑承受重量約為體重的3～6倍。所有
家庭主婦，整理家務時上下樓梯、搬動重物、站立或蹲過久……，
經常造成膝關節的過度使用，膝關節問題會讓我們活動力下降，膝
關節受損是人體老化的開始，一旦受損，任何保養或藥物都難以有
效幫助，主要原因是不知道如何正確運動才不會造成膝關節勞損。

（A）防治膝關節老化，請坐在地板上，雙腳前伸打直、膝蓋不能彎，雙
手掌心貼在髕骨，就是膝蓋，逐漸吸飽氣時上半身逐漸前傾向下貼
近腿部、雙手掌心向小腿滑行，前彎至極時吐氣至盡，共六次，約3
分鐘。

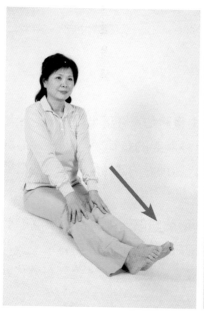 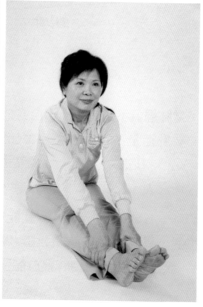

（B）接著再次吸氣至飽時逐漸挺起上半身至雙手掌心拉回髖骨上，閉氣，雙手虎拳交互振動膻中穴、中府穴、雲門穴，吐氣後放鬆，共約4分鐘。

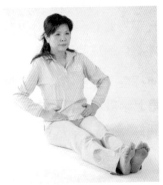
掌心拉回

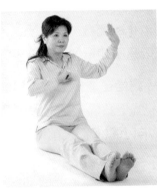
振動膻中穴

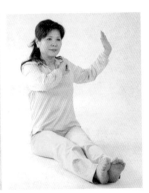
振動中府穴、雲門穴

提醒： 當肺經氣不足時，支撐全身的力量將加重在下半身，簡單來說，只要肺活量不足，體重就會加重膝關節的負荷。絕經期容易肺氣不足，於是腿部肌肉群，尤其是大腿前方的四頭肌或後側的二頭肌逐漸乏力，加速了膝關節勞損。

　　將肺氣逐漸引動至腳氣，就能夠增強腿部活動力而減少關節勞損。特別提醒，只要腳底任何部位出現厚繭組織，都代表膝蓋骨承受負荷過重了。膝關節愈靈活，活動時就愈能引發人體有氧運動，達到有效代謝多餘體脂肪。

鼻塞自療區

說明：當氣在鼻部產生阻礙而無法順利到達氣管、進入肺部，體內的氣便無法疏通腦部，導致腦部血流不足而血管過度收縮，於是血壓容易上升而情緒不穩定。通常容易鼻塞的人，情緒是偏向比較不安的現況。

先用鹽水清洗鼻腔，旋轉搓熱鼻部，從鼻翼至鼻根，都可以讓我們覺得呼吸更輕鬆。一面深吸緩吐，一面振動「太淵穴」，每次100下的效果最好，可以瞬間加速頭部血流量，讓頭部瞬間清涼下來，共約3分鐘。

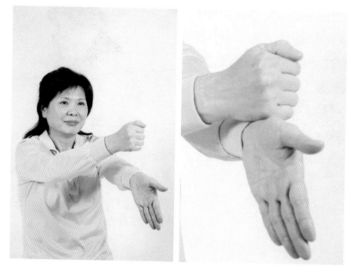

提醒：該如何能讓氣順利送達腦部，太淵穴與腦部有直接的關聯。「氣」經由肺經「太淵穴」的振動，氣便容易送達腦部而舒緩腦壓，進而遠離中風危險期。女人常緊張的情緒，容易造成腦部糾結，氣無法輸送而淤滯，於是容易胸悶，腦壓偏高，手部緊繃、痠麻，肩頸僵硬，「血壓」往往容易異常。

全身「長痘痘」自療區

說明：女人到了40～50歲，還長痘子，可能是熬夜、壓力過大，濕熱不出
而鬱結體內，過度肥胖的美女必須特別重視這個問題。只要吃到一
點點辣椒就容易皮膚點狀紅腫、長痘子的人，代表目前肺經功能低
下，此刻必須調養加強濕熱代謝，讓發汗、大小便都順利無礙。

請沐浴時操作，一面用薑汁水，
薑加水以果汁機打碎，拍打全身，就
能夠有效代謝掉滯留皮部的濕熱與體
內毒素。坐在地板上雙腳向前伸直，
雙手分別扳住雙腳掌。抓不到足掌的
人，雙手扶在小腿脛骨、腳踝位置。
拱起整個背部，用力深吸至飽時閉
氣，同持手腳打直、用力互頂，反覆
操作8～12次，共約2分鐘。必須能夠
全身發汗。

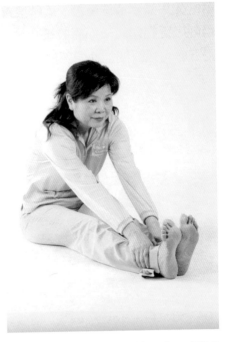

提醒：人體內在系統失衡，體內氣滯血淤造成發炎、痰……等現象，到了
皮膚就會出現小痘痘，中醫學上「肺主皮毛」，毛孔無法張開所以
汗水不出，於是阻滯在皮部，如果大腸功能正常還有可能紓解，肺
經和大腸經是表裡關係，一旦大腸無法正常運作時，人體最大代謝
器官的皮膚首當其衝。建議美女朋友，絕經期每天喝一杯原味豆
漿，可以刺激雌激素分泌，消除體內濕毒，讓皮膚更美。

打治久咳的祕方

說明：皮膚是人體抵抗外來疾病的第一道防線，咳嗽不癒的原因就是肺部
「窩囊」不成形了，肺氣代表著魄力，肺氣不足的人口腔容易乾、
說話聲音偏小。「振動肺經」能刺激口腔唾液大量分泌。

（A）舌頭上捲抵上齒齦，振動肺經，由上臂至手掌，暢通鼻腔，共約5分
鐘。

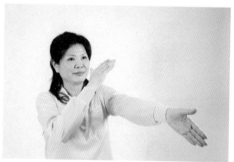
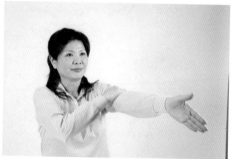
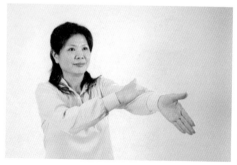
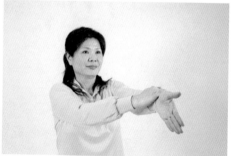

（B）接著進行動態擴胸運動，吸氣時右腳向前跨出一大步、前弓後箭，手臂全部張開、挺胸，每吸一口氣，手臂往後用力後推一下，吐氣時手臂由後向上、向前畫圈收回身體兩側，全身放鬆，共約6分鐘。讓肺氣帶動唾液周流全身，咳嗽一定獲得改善。

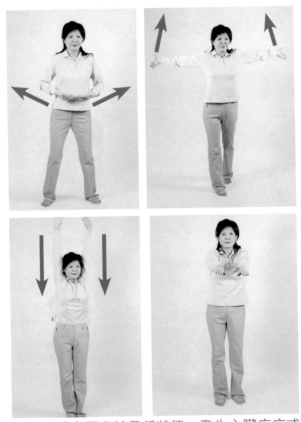

提醒：清晨時分，人體血壓處於最低狀態，發生心臟疾病或腦血管栓塞的機率很高，此時的保暖就非常重要，而保暖的重要因素就在肺氣要足，肺氣不足可以從舌頭察看得知，因為肺氣不足則口腔唾液分泌不足。請經常轉動舌頭、叩齒刺激唾液大量分泌，可以預防大風、大寒、大熱……對身體的侵害。

哮喘自療區

說明：肺起中焦，下絡大腸，經過手臂到達拇趾。有哮喘的人，腸胃功能
也容易失調，中焦衰弱無元氣，一喝冰水便寒氣過盛。腸胃功能失
調將引發肺功能失調，腸胃功能、肺功能均失調則引發哮喘。沐浴
時，以熱毛巾搓背部及兩側胸脅，皮膚變得紅潤，氣就順通。

（A） 五指束攏以指尖沿
著肋骨縫振動，共
約2分鐘。

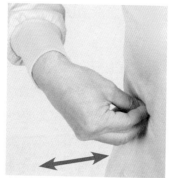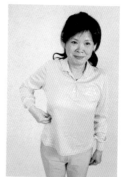

（B）比較緊繃、刺或痛的位置，
以拇趾指腹旋轉揉推至腋下
胸側，共約3分鐘。

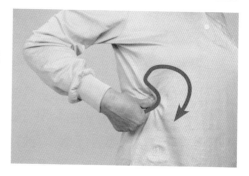

提醒：哮喘主因為肺氣太虛、沒有力量，在清晨3～5點發作的頻率高，
胸骨和肋骨護衛著我們的胸腔臟腑，透過經絡系統，肋骨間縫連結
著胸腔與腹腔的神經系統，只要學會調養肋骨縫就能夠達到疏經活
絡，肺氣就能夠充足。

　　人活，就是一口氣。若肺氣不足，呼吸不暢、鼻燥、皮膚缺水、便秘、咳嗽；若經常覺得口渴、多喝水也無法止渴，是身體肺火過高現象。口腔愈乾愈容易發生乾咳，好像喉嚨有異物感，卻怎麼也咳不出痰來的感覺、聲音沙啞，這是輕如感冒、重則肺癌等疾病的重大警訊，肺部乾燥則皮膚乾燥、毛髮容易脫落、血液循環逐漸低下。

　　雖然食用甘蔗、百合或銀耳，可以達到潤肺功效，但肺最大問題源自「憂愁情緒」，憂愁造成氣血無法流動而失衡，導致焦慮不安，女人學幸福拳，千萬別自作孽，把皮膚拍打到「瘀青、瘀血」，會導致我們連呼吸都不能放鬆，或不能放鬆的呼吸方式，將耗損人體很多水分，肺部愈來愈乾，加速皮膚乾燥、老化。

　　氣血是美女健康的根本，是決定青春美麗的基礎，氣血充足自然臉色紅潤、身體健康、皮膚富有光澤和彈性。女人是以血為本的，雖說血充足對身體有幫助，別忘了血須由氣來推動，打氣的原理是「振盪」而非「拍打」經絡，才能發生「補氣」的傳導現象。

　　因此身體有氣才能夠化血、行血、運血，否則血會積結成硬塊，「拍打過力」，反而氣不足則血虧損，氣淤滯則血淤塞，氣亂則血崩，這種拍打到瘀青並無法排毒，反而為身體在製毒，「一氣一力」之間，請要謹慎。總之沒有氣的女人是不夠漂亮的，就要「振盪」而非「拍打」。

　　請美人與Cindy一起冥想調息潤肺，現在請躺下，允許自己放鬆下來。

　　仰躺在安靜的地方，肺部最好的休養，讓肺部輕鬆呼吸就能夠帶動全身臟腑、四肢百骸的滋養。躺平後慢慢的吸飽胸腔，再吸飽腹，吸氣腹部鼓起，盡量吸氣越深，腹部升起越高，隨著腹部擴張，橫膈膜向下降。深

呼氣，腹部收縮把所有廢氣從肺部全部呼出來，橫膈膜自然而然地升起，冥想氣貫全身，好似身體輕輕的在藍天白雲裡飄行、在海面上漂浮、在森林鳥獸花蟲間遊蕩……，遨遊天地穹蒼，縱橫山川地貌。如果有頭暈等不適感覺，要盡快停止。

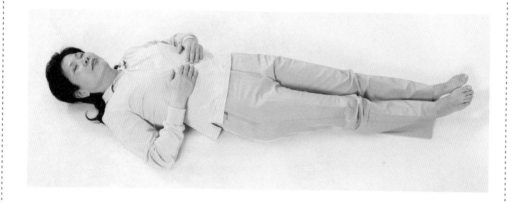

手太陰肺經圖

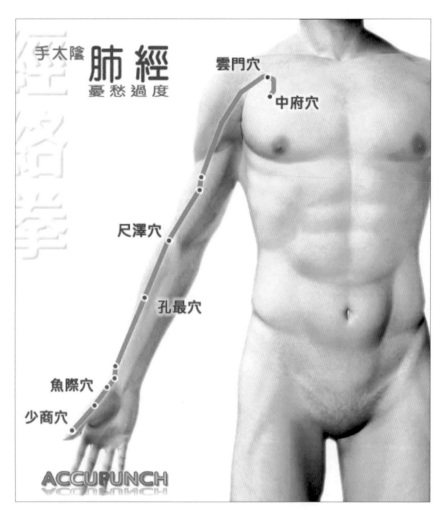

說明：手太陰肺經有11穴，左右共22穴。其中有9穴配列在上肢掌面橈側，2穴在前胸上部，經脈起點在上胸部位的「中府穴」，終點則是在手部大拇趾的「少商穴」。

打通大腸經，
排除「負面情緒」
永不老

卯時是大腸經氣血最旺盛時刻，早上5至7點是適合大腸排泄廢物的時刻。
女人在面對疾病，是否能擁有從容不迫的心境，是看如何用好的情緒及念
頭的能量，好振動頻率能提升身、心、靈三者合一，排除負面情緒能量，
同時「打通大腸經」能讓女人愛自己，接納自己，瞭解別人，與人連結，
需要「打氣溫大腸筋」自療法，學習「是的、承認、接受」的正面情緒，
人生才會圓滿成為真正樂活人。

排便異常自療區

說明： 現代人的生活容易緊張、壓力大，精緻、不容易消化的食物又多，排便異常成為容易發生的毛病。便祕最大的影響是皮膚老化，因為容易體內過熱火氣上亢，對美女而言，便祕是加速皮膚老化的大殺手；如果體內有寒氣就會腹瀉。

（A）「便祕自療區」，先喝一杯約200cc的溫水。立姿微蹲馬步，雙腳保持不動，轉身向右時，右手鳳拳振動肚臍左側天樞穴，接著轉身向左，再左手鳳拳振動肚臍右側天樞穴，共約4分鐘。

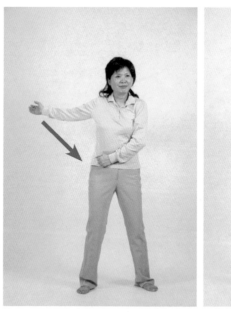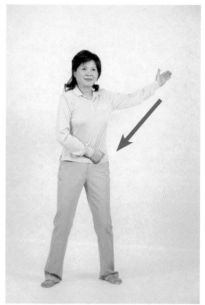

提醒： 食用蘆薈加蜂蜜，或吃香蕉，可以幫助退火、刺激腸道蠕動有利排便。

（B）「止瀉自療區」，站立，跕腳尖、腳跟離地即可，雙手鳳拳同時振動關元穴、天樞穴，共約6分鐘。過度疼痛的話，先加強拍打振動薦骨區至微微發熱，共約4分鐘。

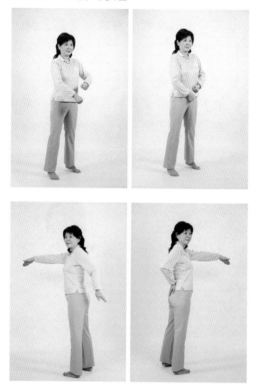

提醒：大腸主要功能之一是調節水分，排便的形狀、色澤與氣味，都可以判讀出大腸狀態。糞便顏色過於淺白為消化不良，淺黃代表正常，偏暗黑代表油脂過多，帶綠則可能潛藏重大疾病。排便異常時務必讓飲食清淡來做調整。發生腹瀉時在卯時，上午5～7時，容易腹部疼痛。腹瀉是人體元氣大傷的現象，更是男性糖尿病、大腸癌或肝癌的警訊。排便質地突然改變或變細時，請到醫療院所檢驗是否為腸道惡性病變。

痔瘡自療區

說明：經常久坐或排便變差，都會造成臀部肌肉群往下拉力變大，便祕就
是痔瘡的前因，代表中氣不足，脾胃之氣太弱，所以腸道、肛門的
氣是往下掉而上不來，微血管破裂於是排便出血。臀部上翹打好痔
瘡，還可改善白帶問題。

　　高跪姿、夾臀，臀部盡量上翹。左手臂略比肩高，右手鳳拳振動左上
臂大腸經。接著左手高舉上推12下。左右輪流操作，共約6分鐘。

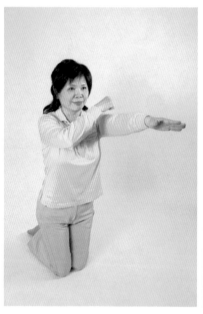 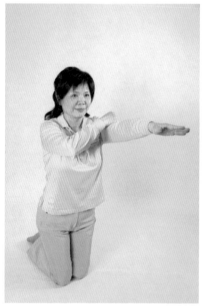

改善乳房高低自療區

說明： 胸部的形狀與氣有極大關聯。許多美女因為乳房過於扁平或下垂，
會進行隆乳……等整建手術，但是人體左右兩側的外觀不可能完全
一致，慣用右手的人，右側筋骨與肌肉受到較多拉力的影響，容易
導致整體骨架右傾的現象，可能造成了脊椎側彎、臟腑受壓迫……
等。

　　坐在地面上，將氣吸飽足至胸腔，右手打直撐地，左手反手刀振動右
側鎖骨區，左右手輪流操作，共約2分鐘。

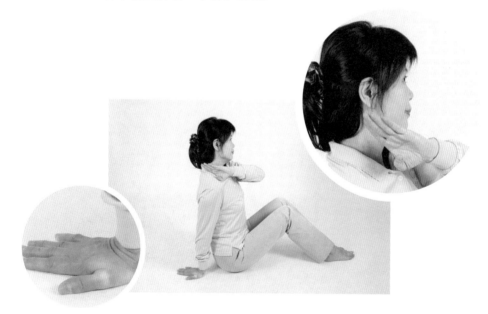

提醒： 外觀上可能出現胸部、肩胛的高低、大小不對稱，所有女人必須注
意，這些現象都是胸椎、胸骨與鎖骨的拉力不平衡，所造成經絡扭
曲變形，關鍵就在鎖骨區大腸經。

防治腸道老化

說明：中國人強調健康是能吃、能喝、能睡……，關鍵就是腸道要健康，
腸道的老化將導致五臟六腑在不知不覺中逐日退化，許多中年以上
的婦女，經常性的頭痛、咳嗽、腰腿乏力、排便異常……，因為時
好時壞，不是太嚴重，也就習慣了這些「毛病」的存在。

　　一面跳躍、雙腳同時離開地面，一面雙手鳳拳振動腹部肚臍周圍，5
分鐘，在戶外大自然中練習效果更好。

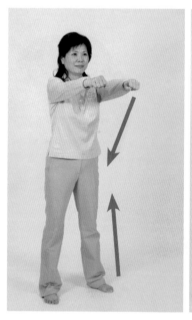 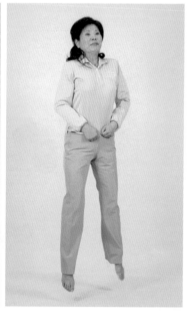

提醒：女人比較容易憋尿，尿液是人體產生的廢物之一，含有多種毒素，
再加上喜歡茶、咖啡等刺激性比較高的飲品，對神經刺激過度，經
脈又有所阻滯，不適症狀愈來愈多、愈頻繁……，疼痛的厲害似乎
一根線延伸到腰部，美人「請勿憋尿，即可促進排便」。

打治鼻病自療區

說明：從鼻部、眼睛至胸腔，都有大腸經的緊密聯繫，鼻水、鼻塞、鼻過
敏、鼻瘜肉……等問題，都是鼻部的氣法調整所造成的。許多中醫
師推崇八段錦養生法，其中第七式「攢拳怒目增氣力」，「怒目」
就是振奮體內之氣以抵抗外邪入侵。

　　握拳怒目打治鼻病。微蹲馬步，怒目用力正視前方，雙手用力握拳、
拳心向上，收在腰兩側。右拳上提至鼻高位置、虎口向上，用力打出拳，
收回右拳換左拳如法操作。雙手掌搓熱後，搓揉鼻部30～50下，共約12
分鐘。

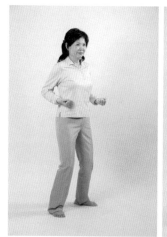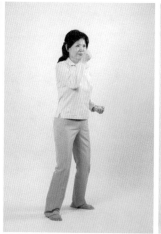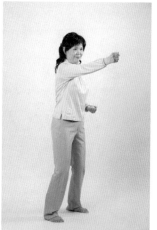

提醒：需要咀嚼愈少的食物，大多屬於過敏原性食材，牛奶、容易消化的
海鮮類、蔬果汁……等都是，過敏體質的人進食時，務必充分咀嚼
有助消除過敏原，而且少吃瓜類、冰品、加工類食品。

合谷治痛自療區

說明：「合谷」是最好的治痛穴。頸部、關節，或口腔、牙齒、眼睛……等五官與頭部，發生疼痛不舒服時，只要熱敷合谷穴，就能夠有效緩和下來。女人在生理期間，只要雙手掌泡在溫熱水中，會感受到清氣上升、濁氣下降的輕鬆舒適。「合谷穴」真的就是人體治痛專家。

　　熱敷之後，一手虎口位置用力張開，另一手龍牙拳振動。左右交互振動合谷穴，共約6分鐘。打拳的距離拉高一點，振動時會有微麻、微痠，鎮痛的效果更顯著。

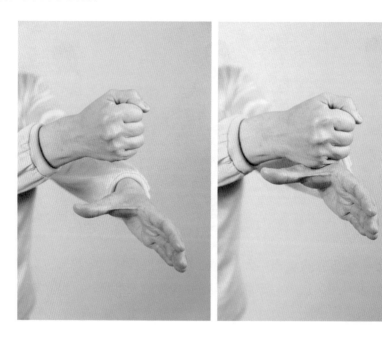

提醒：孕婦不可操作練習。遇人中暑昏倒，拍打振動或按揉合谷穴，可以幫助清醒。

幸福拳甩手功

說明：幸福拳甩手功，是透過腰部帶動大腸經，傳動大腸經帶動手部運動。

（A）站立，先雙手拍打振動腰部一周，共約3分鐘。

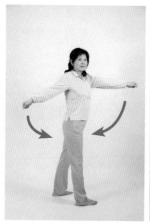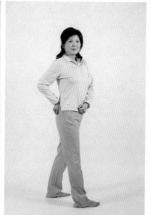

（B）接著頭部保持正對前方不動，曲膝微蹲，身體旋轉腰部時，雙手同步甩向身體一側，動作由慢再逐漸加速，避免拉傷，左右手交互操作共100下，共約5分鐘。

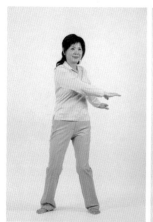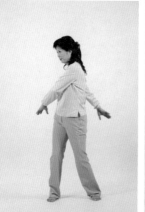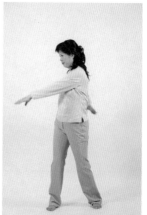

大腸經美人教室

　　卯時，上午5～7時，是大腸經氣旺盛、人體輕鬆排便的時刻。鼓勵女人跳繩，上下振動的運動方式，可以吐盡肺泡廢氣，促進排便與排尿。美人一起床，喝溫開水有助排便，重點是如何讓水分到達腸道、清潔腸道，腸道中生存著對人體有幫助的「益生菌」、有礙健康的「雜菌、害菌」，益生菌活躍則腸道健康、腹部有活力，雜菌、害菌活躍則腸道老化、腹部乏力。

　　旋轉腰部是最好借力使力的方式，讓我們輕鬆旋轉腰部，手部是軀體與腦部的連結傳輸之門，旋轉腰部帶動腎氣活躍，甩手帶動大腸經放鬆，讓我們臉部肌肉不緊繃、五官清明不糾結。

　　操作時會流汗、打嗝或放屁，都是正常的釋放現象，最好到戶外空氣流通的地方練習。旋轉腰部愈來愈靈活，大腸「排便順暢」將食物的糟粕排除體外。

　　永不老大腸經，喜歡妳在心曠神怡的地方大聲唱歌，唱最喜歡的歌。請放聲歌唱與振盪「關元穴」，啟動後既產生足夠強大的元氣，將邪氣趕出體外，也排除「負面情緒」，成為一個愛自己的人，正是讓女人永不老的成長動力。

手陽明大腸經圖

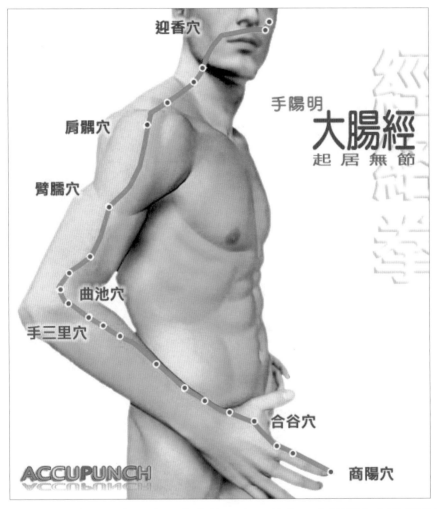

迎香穴

手陽明

大腸經
起 居 無 節

肩髃穴

臂臑穴

曲池穴

手三里穴

合谷穴

商陽穴

ACCUPUNCH

說明：手陽明大腸經有20穴，左右共40穴。其中15穴配列在上肢背面橈
側，5穴在頸、臉部，經脈起點在手部食指的「商陽穴」，終點則
是在鼻翼旁的「迎香穴」。

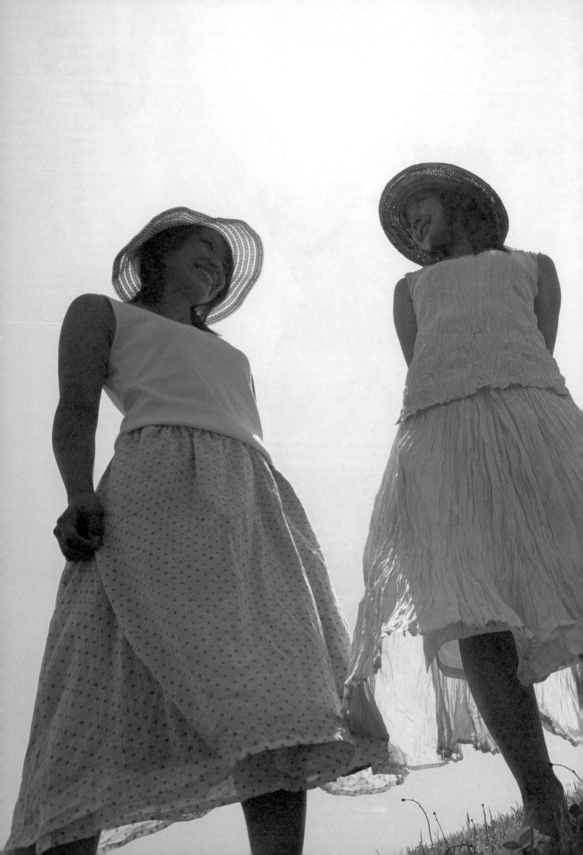

Part 4

見證幸福的分享

我發現，我的學生中平日有氣鬱體質的人，在打了一陣子幸福拳之後，收到調養氣血、暢達情志、疏導氣機的效益，從心打開了久違的笑容，身心喜悅。——Cindy

不用吃藥不必開刀

◎沈玉芳 永和秀山國小志工班

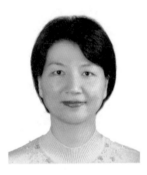

我是一個家庭主婦，三個孩子中的老么就讀小學，為了陪伴孩子成長，因而參與了學校的導護志工行列，97年9月份，得知學校為志工開辦了一門新的成長課程，我報名參加，開始接觸了由淑貞老師所介紹的——經絡拳。

猶記得當時的我正受後腳跟疼痛的苦，就醫照了X光，醫生告訴我這個病名叫做：足底肌膜炎。也就是一般所謂的腳跟長骨刺；我不想吃藥，更不想開刀來面對我的疼痛。

第一次上課，聽到老師介紹經絡拳的神奇妙用，及一些症狀的治療，下課後我趕緊請教淑貞老師，老師告訴我：妳的足跟痛是因為小腿肚上的肌肉過於緊繃，腎經經絡不通造成的，老師邊說邊幫我捏了捏小腿上的肌肉，再振動拍打，雖然覺得好痛，心想，如果真如老師所言，不用吃藥不必開刀，我當然要努力試一試。

回家後，抱著姑且一試的心情，照著老師的做法，開始敲打小腿，幾個星期後，早上下床，後腳跟的痛感真的漸漸減弱，我感到非常的開心，於是對經絡拳產生了好奇和興趣。

不過，由於以往未曾接觸過這方面的資訊，老師這個星期教的經絡機

能、特性、循行，還有對應身體的位置等內容，到了下回上課時，幾乎已經忘了一半以上了，有時躺在床上，心裡回想著老師教過的經絡位置，就會趕緊起身翻開講義確認。

上了一學期後，很開心，第二學期學校邀請淑貞老師繼續授課。記得有一次，我的腰痠得幾乎無法走路，我請教淑貞老師：該怎麼辦會讓我比較舒服？老師要我下課後留下來，她請我側躺，並用腳踩鬆我大腿內側的腎經，當時只有「痛快」兩個字可以形容被踩的感覺，那種痛完後的快樂令人難忘，很神奇，老師踩完腎經後，我的腰立刻不痠了。

不過老師告訴我，這只是暫時的紓解，回家後要記得要持續修打，躺下來，張開腳，以鳳拳將兩腳內側的腎經打一打、敲一敲，腰痠的現象就會改善。因為自身的二次深刻體驗，我對經絡拳的喜愛又加深了一些。

淑貞老師很熱情，她將手機號碼留給大家，只要學員們有任何無法處理的疼痛、不舒服的問題，都可以電話詢問，我個人就經常打電話請教老師問題，還記得有一次晚上十點二十分左右，我的大女兒大概是腸胃型的感冒，出現了上吐下瀉的症狀，當時心中有兩個聲音出現拉扯，到底是去掛急診好？還是用經絡拳的處理方式好？最後我決定打電話給老師請求協助，老師在電話中教我處理的方法與步驟，我一一照做，由於我還無法精準判斷，只憑著一股希望女兒可以恢復健康的熱情，以雙手敲打著女兒的身體，依稀記得女兒的痛苦表情，那晚她雖然不好睡，但經處理後，拉肚子和嘔吐的現象都不再繼續。

第二天她出現頭暈的情形，電話中老師繼續協助我幫女兒處理阻塞的經絡，「痛則不通，通則不痛」，經過再次的處理和休養，女兒身體漸漸的復原。

學了兩期的課程，我總覺得自己對於中醫的概念還是很陌生，淑貞

老師瞭解我的需求，特別送我一本中醫基礎理論，鼓勵我補充這方面的知識，期間只要我有任何疑問，都會打電話繼續請教老師，朋友看到學了經絡拳後的我，氣色越來越好，也會把他們的不適告訴我，此後，淑貞老師不但成了我的身體顧問，也成了我的家人及朋友的身體顧問。

以往只要身體不適，處理的方法除了求助於醫生，以藥物迅速解決疼痛，別無他法，學了經絡拳後，喉嚨疼痛時我會先敲打肺經、大腸經並且將脖子周圍的肌肉拉一拉、捏一捏、拍一拍，腹部丹田打到微熱，再以鹽水漱口，很神奇，疼痛的感覺竟然可不藥而癒。

下牙齦腫脹，只要將大腸經疏通，即可得到舒緩。年屆更年期階段，以往生理期前總會覺得四肢僵硬；腰部也很容易閃到，打了經絡拳後，肝血不足的現象逐漸改善，四肢不會再如往昔般僵硬了，因為氣血通順，腦子在心智思考方面較為平穩，無形中也提升了生活品質。

有句話說：「病從口入」，除了打拳外，淑貞老師也教我們許多關於飲食方面的認知，當我明白自己是屬於氣弱的體質，太陽下山後要避免食用太多青菜、水果，這個有別於以往的認知，讓我很震驚，老師說：人的造血來源主要來自蛋白質，蔬果只是幫助蛋白質造血的其中一個元素，不能把它當作主食，七大類的營養攝取要均衡，身體才會健康，調整飲食習慣後，精神比以前要好許多。

老師常說：腳是第二個心臟，手是第二個腦，血液回流要靠肌肉的擠壓，因此，課堂上老師總會帶著我們邊走邊打十四條經絡，一方面幫大家複習經絡的走向、機能與位置，同時也讓大家練習心腦、手腳的協調。

健康的身體除了需要陰陽的調和，動靜也要取得平衡，所以每次走完半小時後，老師會教大家練習腹式呼吸及調息，讓身體可以完全放鬆。

沒想到我在做呼吸練習的時候，才意識到原本輕而易舉的呼吸動作，

是那樣的陌生，我只能淺淺的吸、快快的吐。為了能貼近自己的身體，每天睡前我都會特別練習呼吸的動作。經過了五期課程，將近一年半的學習，現在的我已經漸漸的學會了深深的吸氣，吸飽氣後將氣憋住，以帶動身上的淋巴活動，增強免疫功能，然後再慢慢的將氣吐出，我尚在學習老子所謂的「專氣致柔」，能夠隨順氣息以追求柔和，就像嬰兒那樣的自然與真實。

人是吃五穀長大的，學了經絡拳不代表從此之後身體就不會有病變，但是我相信這套方法可以做為平日的自我保養，倘若不慎病了，也能讀出身體想要對我們表達的是什麼？

人的結構包含了身、心、靈三個部分，經絡拳現在已成為我關心自己與他人的方法與媒介，為了加強關於經絡拳的認知能力，上課時做的筆記，回家後我會再加以整理，並將心得與同好們分享。

我認為能夠幫助別人離苦得樂是一件有價值且具意義的事，我很開心能夠藉著文字，表達我對經絡拳的喜愛，以及對淑貞老師的感謝，當然更感謝創始人宣印老師，在此致上最高的敬意與謝意。

最後祝大家身心喜悅。

竟然馬上見效

◎曾玉琴　永和市民大學

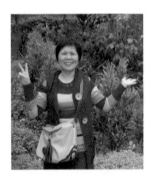

　　學習經絡拳已有兩年多了，我個人退休以後，常感到全身痠痛，50幾歲的身體，卻呈現60多歲的體況，直到有一天看到社區大學招生，加上退休老師的介紹，我報名參加經絡拳的課程，抱著姑且一試的心理。

　　從身體的十四條經絡開始學起，慢慢去瞭解身體上所分布的每一條經絡，經過老師的解說，發現每一條經絡的特性及功用，及如何去握拳、如何敲打身體的每一個部位，瞭解到都可以用不同的拳去敲打它，但握拳的方式，也是一種學問，要如何握到空拳，有氣而達到效果，經過一學期老師的指導，因而有了一些基本的認識，經過了不斷的敲打經絡，感覺身體有顯著的進步，痠痛也慢慢的減少了。

　　最重要的是，我發現握拳敲打，是必須用甩的，這樣讓我感覺打久了，手是不會痠的，當然距離也是要注意，不需離的太遠效果較好，但打拳的方法有很多種，經過老師不斷的教導，這期間也學到了許多方法，要如何才能打到這些部位，當沒有人幫你，你自己也可以做到，再進而去幫助你的家人，找回健康。

　　在學習的過程中，我體認到只有勤練，勤打身體，才能改善身體的不適，再加上學員間的互動、共修，身體及心靈上的充實，是不可言喻的，

一方面使自己的身體健康，一方面傾聽其他學員的學習心得，加上老師的指導，該怎麼敲打？什麼症狀，可以敲打哪一條經絡，是最直接而有效的，常常有學員碰到身體上的問題時，只要一通電話，經過老師的協助，立即改善病情，當能靠自己的雙手解決問題時，那種快樂，是令人感動的。

這段期間，我曾有過臀骨痠痛，左腳無法拉開，我利用前弓部，用力掌拍膀胱經及腎經，再用雙手握拳振動腿部肌肉以後，腿部就鬆弛了，不再疼痛；還有時候，頭部會突然覺得「沙」一聲，只要輕拍頭部，拍打膀胱經、膽經、小腸經即可。

還有一次後腳跟在彎腰時會疼痛，自己無法做到，只能藉共修的夥伴，能量給予，用腳輕踢我小腿的膀胱經，竟然馬上見效，當下真是開心。舉凡種種，老師教的可真多，例如：骨質疏鬆時，應多打督脈，手麻時拍打心包經及手指運動……等等，都會讓你有意想不到的效果。

最後會發現僅用自己的雙手，就可以讓自己的身體健康，何樂而不為呢？學習經絡拳以後，讓我感覺生活更加充實、有重心，現在我每天早晚各打一次，慢走時也是一面打一面走，感覺身體輕盈多了，不但可以健身，還可以瘦身，實在是「愈打愈健康」又能助人助己，我很感謝淑貞老師的教導，老師，您辛苦了！

已不必看醫生、吃藥、做復健

◎李錚錚　永和市民大學

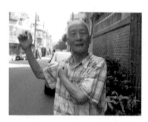

我今年83歲，接觸經絡拳已有三年多的時間，以前全身痠痛、苦不堪言，每天看醫生，中西醫看遍，均未有效，自從學了經絡拳後，如今膀胱癌、心臟病、失眠症、脊椎痠痛全都好了，多年來我走路腳步都不踏實，現在這種現象都不存在，看報也不需戴老花眼鏡，每天健步如飛，不輸年輕人，尤其精力特別充沛，初見面的人都認為我只有70多歲，醫學體測我的體齡只有55歲，這些都是經絡拳給我的。兩年多來已不必看醫生、吃藥、做復健，快樂生活、健康自在。

既然知道經絡拳的好處，一定要有耐心、毅力、不偷懶、勤打，我每天只要有機會，隨時拍打全身，平均兩小時以上，這樣持續下去，身體自然強壯、精力充沛。半年前我站在床上打蚊子，一不小心踩空跌倒在地四腳朝天昏了過去，幾分鐘起不了身，感覺到腰痛，立刻到醫院做Ｘ光檢查，骨骼毫無損傷，醫生都驚奇，這都是因我勤練經絡拳。

為了推廣經絡拳，遇到身體不舒服的人，我都會對他說明經絡拳的功能，均獲好評。

陳老師淑貞教學認真、熱情、樂觀、風趣，我們市民大學學員都喜歡上課學習，每學期報名時，學員們都得趁早排隊，才報得上名，我如果沒有學習經絡拳，以前體弱多病的狀況，絕對不可能復原，感謝、感恩。

分享的幸福4

經年膝蓋痛的毛病已不再發生了

◎羅妙琴 漳和國中退休教師

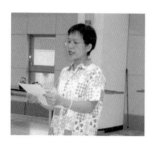

96年1月中，漳和國中教師會辦理3小時的經絡拳研習，由曾任漳和國中會計主任的陳淑貞主任主講並示範，教師會理事麗香老師鼓勵我參加，我很好奇的前往，卻發現不管是拍打經絡所用的各種拳法、許多經絡路線，及穴道名稱，都不是研習3小時就可以知道如何好好利用的。於是在好友采文、采意的鼓勵下，報名永和市民大學的經絡拳課程，在96年3月初開始到永和市忠孝社區活動中心五樓去上陳淑貞主任的經絡拳課程。因為我是永和市民，所以學費優惠200元，只要交1000元，就可以每個星期三下午一點到三點，從3月7日學到6月中旬，真是「好吃俗擱大碗」。

采文說她上了一個學期的經絡拳，經年膝蓋痛的毛病已不再發生了；她還提到以前的人事李主任在膀胱癌癒後，來上經絡拳的課程，並且每天在家敲打自己腿部、頸部、手部的經絡，現在都不用再回醫院門診，氣色也好很多；還有罹患肺癌在做化療的老同事也在學經絡拳之後，氣色、精神、免疫力皆有改善。

采文建議我參加身心喜悅協會的義診，先體會一下經絡拳的妙用。因此三月中，我帶公婆和老公參加協會在週六下午2點到4點舉辦的義診一次，把脈的老師說我「心急，但是身體卻不及」，身體的機能跟不上心裡所想的，建議我要放慢生活步調。

義診所在的協會位在民權東路一棟大廈的11樓上，視野廣闊，裡面布置充滿禪意，柔和的音樂也有安定神經、沈澱心情的作用。

　　每週三下午去上永和市民大學的經絡拳課程；平常在家就自己每天練習腹式呼吸，有空或看電視時就拍打振動經絡，例如每天拍打振動左右大腿各兩百下。陳主任又建議經絡拳班的學員，平常多穿暖色系的上衣，洗澡時護理足背的肝經最方便，每天為家人拍打經絡，尤其是夫妻之間的互動，都可以達到養生和促進感情的效果，當然陳主任還教學員許多實用性的保健之道。

　　自從接觸經絡拳到現在，我的血壓、體重、BMI、呼吸困難情形、腸躁症、頻尿、情緒不穩等狀況，都有獲得明顯改善，尤其身體柔軟度大有進步，肌肉拉傷及手腕痠痛的情況不再，因此也就不用三不五時的去復健。每次上課除了陳主任的授課示範外，學員之間的共修，還有發的講義都有「宣印精神」、「宣印醒語」，讓每個學員都是身心充滿喜悅、身體和諧好幾天。我覺得經絡拳似乎不只是拳而已！

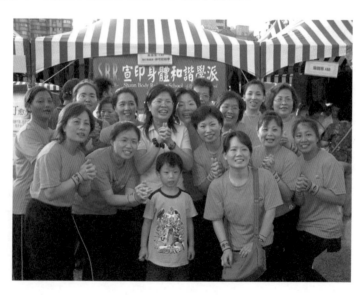

分享的幸福5

愈敲愈健康

◎黃富晃　永和市民大學第12期經絡拳進階班

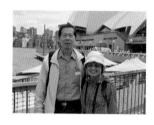

　　健康就是財富，平安就是幸福，這兩個目標是我們終生所追求的事情。在有限的時間內選擇做有益於健康的活動，經絡拳就是我參加健康活動的首選。參加經絡拳班之前，已學過經絡拳的內人常提到學經絡拳的好處，並以我為實驗對象，有適當時機她會在我身上拍拍打打，身體覺得很舒暢，也因此引起了我學經絡拳的興趣，並成為內人的同班同學。

　　在陳淑貞老師熱心及耐心的教導下，讓我略窺經絡拳之一二：它能治未病及自救救人，它沒有時間、地點的限制，隨時隨地可以修打，更能在自己或別人有不適的時候即時緊急處理。學會經絡拳，可助人且益己，堪稱是一項終身受用、獲益無窮、投資報酬率很高的健康活動。

　　去年（九十八年）正當我積極練習「永和市民成果展經絡拳操表演」十二式的前幾天，很可能是吃東西不小心，睡到凌晨兩點左右，上吐下瀉，天亮後急忙去看醫生，服了藥仍未好轉，全身軟弱無力，眼看六月二十七日成果發表的日子已迫在眉睫，我還能參加該盛會嗎？我不自覺的心慌起來，情急智生，腦筋急轉彎，何不用經絡拳來自救呢？

　　於是，我除了自己努力拍打全身及加強拍打印堂之外，更請內人加強拍打大椎及膏肓穴，沒多久，頓覺有精神起來了，有股暖流通過背脊，隔天我終能康復安然地參加表演了，在會場，我將此情況稟報老師，她甚感

欣慰，並囑我開學後在班上將心得分享給班上同學。

　　有一陣子我的右腳內側楔狀骨常常會疼痛，經絡拳班下課時請陳老師特別教導我敲打，她欣然教我用龍拳及象拳敲打小腿的肝腎經的地方，回家後我一有空就敲敲打打小腿，現在已經不痛了，它具有療效。

　　去年十一月到澳紐去旅遊，第一天晚上從香港轉往澳洲布里斯本的十幾個鐘頭航程途中，機艙內關了走道上的燈讓大家睡好覺，大多數旅客已呼呼入睡，我睡了一會兒醒來，覺得胸悶得幾乎要喘不過氣來，額頭好像在冒冷汗，身體似乎快撐不住，我心生恐懼，好像大限之將至，在危急當中，想起了經絡拳自救的方法，按壓合谷穴及敲打臂肘與膻中穴，經過了約十幾分鐘，身體漸感舒服後又睡著了，真慶幸我學了經絡拳，沒想到它又派上用場且真有效呢！

　　在一次參加陳老師所主辦的北埔擂茶之旅中，有幸接受經絡拳的創始人宣印老師的義診，他聽了我在合谷穴貼了綠茶粉後的反應報告，馬上斷定我有頭痛的毛病，是的，我有此宿疾，宣印老師可說是具有鐵口直斷的精準功力，令人稱奇。

　　那天，協會會長、諸經絡拳老師及高手，在宣印老師的帶領下，幫我把脈並拍打肝膽經及肩井等地方，讓最近困擾我的眼疾得到緩解，另外，他（她）們還指導我縮小腹及呼吸的方法以改善攝護腺肥大的長壽病，真是讓我受寵若驚，我好像天之驕子，何其有幸，能一睹經絡拳創始人的丰采且得到那麼多高手的指導。

　　從上面所述的幾個親身體驗可知，經絡拳確是一種無副作用的物理自我療法，自救救人，值得大力推廣，它本著「以手代針，以拳鬆筋，振動醫療自己來，愈敲愈健康，防病於未然」的理念，付諸行動，倘能勤於練習，將可常保安康。

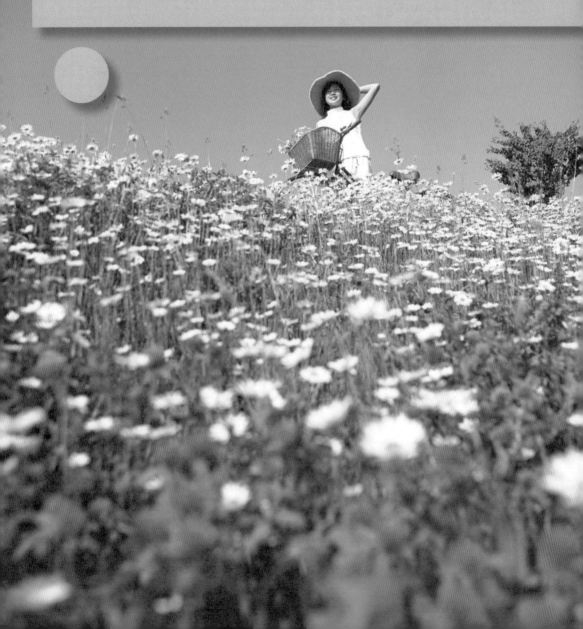

美人幸福功

美人幸福功的目的，在讓身體的氣如嬰兒般的柔暢。

幸福功

氣血是美女健康的根本，是決定青春美麗的基礎，氣血充足自然臉色紅潤、身體健康、皮膚富有光澤和彈性。

身體有氣才能夠化血、行血、運血，否則血會積結成硬塊，「拍打過力」，反而氣不足則血虧損，氣淤滯則血淤塞，氣亂則血崩，這種拍打到瘀青並無法排毒，反而為身體在製毒，因此，美人幸福功，就要「振盪」而非「拍打」。美人除了用心振盪以外，心態也相當重要，這就是內外兼修的幸福功。

氣是生命的能量，會因身體僵化萎縮、老化下垂而停滯、不流動，練習「美人幸福功」，功法有：身體的振動、呼吸的振動、聲音的振動、臟腑的振動、體表的振動。總之，練幸福功是與自己戀愛，愛讓女人發生「質的改變」成為大美人。

第一式 美身功

說明：自主性旋轉，旋轉產生內在的振動，旋轉時離心力作用讓血液由裡
層送至表層，而振動讓血液由表層送回裡層。另一個重點，發現障
礙點所在，發現後才能夠突破並改善。

　　一面原地踏步，一面左右、前後輕輕晃動全身開始，雙手不用力的隨
身體自然擺動或敲打身體，上下、左右、前後都要做到。

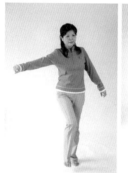 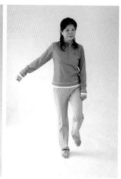 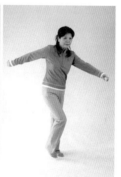

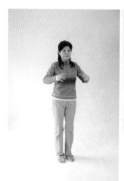 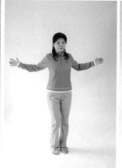 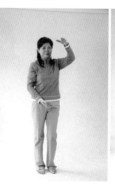 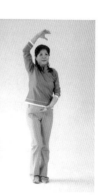

第二式 美腿功

說明：如走路般的臀部運動帶動腿部，腿容易聚氣則身體健康，腿有力代
表氣足。

（A）後弓箭步，後腳
前甩上踢，雙手
同步拍打振動小
腿肝經與膽經，
由踝往上，腳愈
踢愈高。

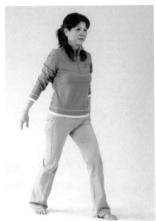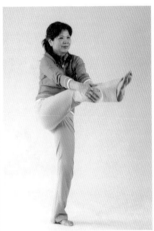

（B）後弓箭步，雙腳
不移位，雙手同
步拍打振動大腿
肝經與膽經，由
膝往上。左右腳
輪流操作。

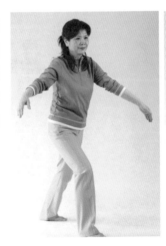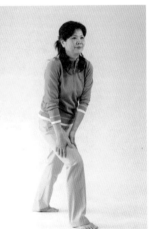

第三式 美手功

說明：臉部五官要看手部，手臂愈美，氣血充盈，臉部五官愈漂亮勻稱。

（Ａ）雙手平伸至身體兩
側，手掌向後壓，抬
頭平視正前方。

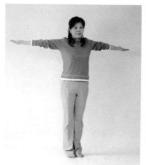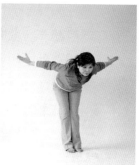

（Ｂ）雙手在前，一面轉動手腕，一面上抬至頂。

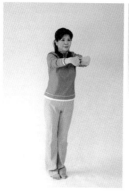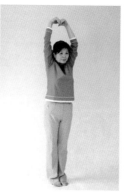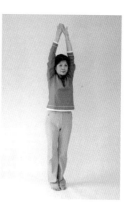

（Ｃ）彎腰向下，向後方甩手並
打直，如氣動三焦經的手
部姿勢。

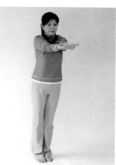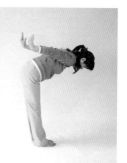

第四式 美胸功

說明：胸部對女性而言相當於氣的指數，勻稱而飽滿代表氣場穩定度愈
　　　高，胸襟開闊。類似八卦氣場理論，以雙手抱氣達成胸部氣的圓潤
　　　與飽滿。胸部的氣還關連到脊椎的整條脈絡，美胸功的最大重點就
　　　是讓脊椎能夠挺直。

（A）雙手向前伸直、平行、掌背相
　　　貼，與肩同高，一面互相摩擦，
　　　一面逐漸上抬至頂，接著繼續一
　　　面互相摩擦，一面逐漸下移回原
　　　點。

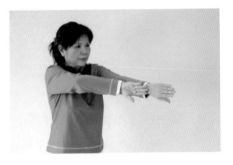

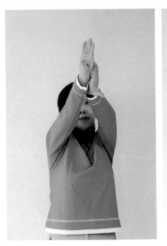
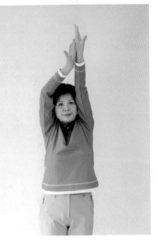

（B）單手外推至後背畫∞字，曲肘收回穿過腋下至前，經鎖骨、頸側、
　　頭側往上推開至頂。

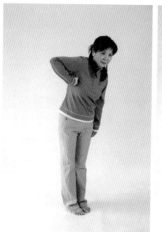
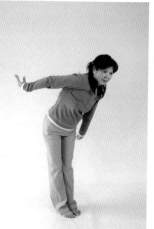
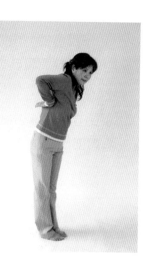

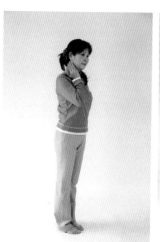
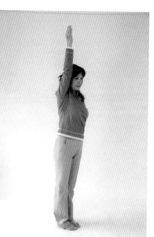

第五式 美臀功

說明：臀部，是我們生、老、病、死的關鍵，例如：生育力。氣足，血才
能夠活絡，氣不足，血容易阻滯，容易有便秘、痔瘡……等症狀。
下壓腿部、類似站樁，以腿力支撐臀部扭動，帶動氣血流動全身。
長期穿高跟鞋，會導致臀部的扁平化，足掌上翹與脛骨面的角度應
小於45度，臀部所受拉力小，大於45度導致臀部過度緊繃。

（A）站立，雙腳併攏，吸氣時從命門穴吸往前肚臍，吐氣時夾臀並突出
腹部。操作8息以上。

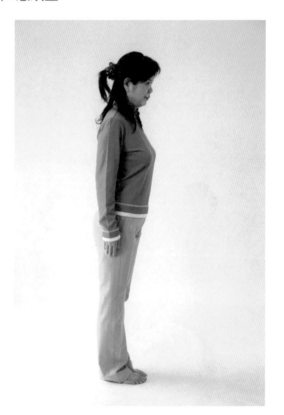

（B）雙腳打開與肩同寬，以臀部畫∞字或畫圓轉動，雙手自然下垂、隨臀部擺動。

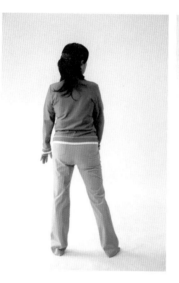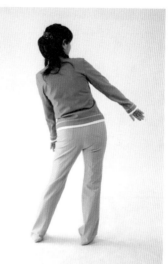

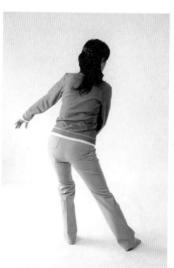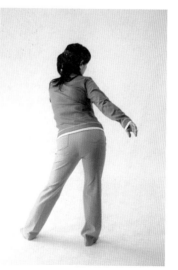

後記
感恩病痛，身體有苦對你說

　　疼痛是身體活力的反應，是對身體的一種保護，代表身體有能力面對病菌，想幫助調節自己的內在神性，當疼痛時，應感恩疼痛，如用藥物，等於把奮鬥的身體活力機制破壞，疼痛是身體過熱的現象，可能飲食太過、吃營養品過多等，造成肝腎負擔，又一直工作，沒有機會讓身體休息，是身體透過疼痛表達的一種方式。——Cindy 全家人 感恩

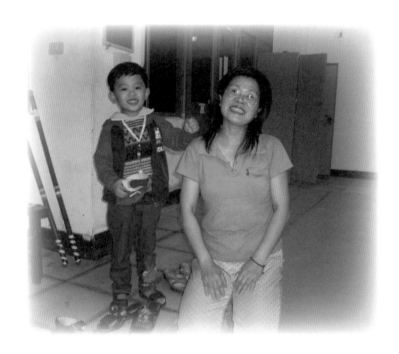

練幸福功是與自己戀愛，
愛讓女人發生「質的改變」成為大美人。

當身體上下不舒服，可能是發自內心訊號，要善待自己，不應吃止痛藥，止痛藥可能導致習慣性肌肉僵化、循環差、隱約慢性發炎，造成心臟、腦血管病變，甚至中風的可能性增加，應用新的角度面對病痛，用雙手關懷它，以真誠愛心與身體說話，是我出此書的責任與使命感。

很多人自認健康，卻無法讓自己過的很輕鬆，輕鬆的人是可以很自在的使用身體，用感恩的心面對病痛，不是用壓抑的方式，而是啟動自我修復能力，使大病變小病；而健康的人，面對病痛時可能用藥物或其他外在的方式，壓抑或是忽略它，使小病變大病。

「幸福拳」透過此書，獻給全世界的女人和中年人的養生厚禮，希望

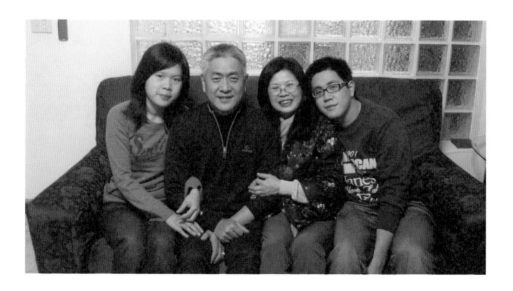

不再把病痛當做敵人，病痛的訊號是協助與自己溝通的機會，學習幸福拳的人，應開始對工作、生活態度、情緒做調整，放鬆、關心自己，換一個角度重新看自己，用珍惜的態度面對。

女人的美是痛出來的，女人面對月經、生產過程的歷練，是淬煉出來的美。成長的女人，把病痛當成痛快，享受病痛，在面對自己的命運時，從身體延展到生活及對生命的態度、周遭環境與人相處，能更加從容與包容。

感謝喜悅家族的講師師團的許多協助及學員給我很多的寶貴意見，也感謝外子莊永龍先生的支持，在我密集的向宣印導師學習經絡拳及在各地區推廣教學時，子女們在外地工作、念書，他漸漸習慣獨自一人在家用晚餐；一對兒女凱翔、凱欣，對幸福拳從觀望到接納，只要在家或團聚時就一起打幸福拳。

我們一家人從生病、看醫生、用藥，到現在已不用藥物，打打幸福拳就改善了！甚至他們還會主動用幸福拳幫助親朋好友，協助他們解決身體的不舒服，也因此他們更懂得如何對待身體，找到適合自己的健康飲食方法，再加上勤走路，現在的他們身形瘦的很健康，外子甚至體重減了十幾公斤，比之前更有活力！

這次編輯本書時，更是全家總動員，協助初稿的拍照、建文字檔案，讓家的凝聚力、互動更棒。本書在此告一段落，希望每一個家庭、每一個學員、每一位讀者都一起打幸福拳，做幸福人生的調養。

祝大家身心喜悅、幸福健康！

陳淑貞Cindy

講習：「幸福拳」養生課程

　　補氣血、通經絡是保證女人身體健康的原則，本課程是教學員看看自己的經絡，是否有氣血不通或兩虧、寒濕的現象，再查查經絡是不是有明顯的疼痛的感覺，學會用「振動疏通」經絡補足氣血，去掉寒濕等症狀，以不吃藥的律動方式將病痛慢慢好轉，美女學員就可以快樂無憂地走向幸福生活。

課程目標

　　啟發學員如何找到經絡補足氣血，傳授女人瞬間使血液能流動起來的秘訣。因為，女人的雙手一年都是溫暖的，則氣血充足；而如果手心出汗或者手冰冷，則氣血不足。妳若是指腹扁平薄弱，是氣血不足的人，建議

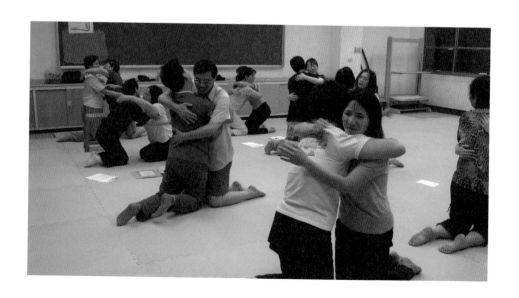

上課，幸福拳讓妳氣血充足，指腹飽滿，掌心肉多有彈性。

　　幸福拳養生課程、打經絡拳課程，廣受各界熱心朋友的推薦，陸續在各地社區展開，廣受好評。我們盼望人人都有機會利用最方便的方法來重新認識自己的身體、照顧家人的健康。

　　希望幸福拳能夠到離您最方便的地區服務，請您向就近的社區大學、社區活動中心……等終身學習服務機構洽詢與推薦，幸福原來就離自己那麼近，請您一定要讓經絡拳與您共同打造健康的幸福生活。

講師介紹

　　陳淑貞Cindy老師

　　學經歷：臺北商專會統科畢業、臺灣大學政治系研究所行政領導四十學分班結業。臺北縣立福和國中會計主任、臺北縣主計人員集中辦公雙和區中心區主任。現任宣印學派「幸福拳總教練」，以及林口社區大學、永和市民大學、板橋正隆麗池社區、永和秀山國小志工班……等社團的經絡拳講師。

延展閱讀：子宮的養護法

　　經絡拳認為，氣血平衡的女人是最美的女人，打幸福拳也是在打造千姿百態的美女。

　　這本書的幸福拳其實就是經絡拳，兩者是「血與氣」的關係，為什麼強調幸福拳是希望可以帶給女性讀者一生的幸福，成為一生「美人」。

　　氣與血是分不開的，氣為血之帥，血為氣之母。氣必須能推動血，如果血沒有了溫度，是因為氣不足，幸福拳就是希望所有的女生的血液循環都可以溫暖全身，但是沒有氣又不行，學經絡拳就是在學練氣，所有人的疾病都是與內在氣血不調所造成的，氣血不調就會導致精神、情緒不容易平衡，很容易扭曲甚至異常，就會導致經絡不通，整本書在引導大家從身、心、靈的環節去調整。

　　很高興的在針對女性的「幸福拳」之後，延展、預告下一本書，在教學十多年來發現到，所有的女性都有共同一個議題，就是「子宮」的經絡不通，容易衍生很多的女性症候群。

　　女性從初潮到懷孕生子，最後的骨盆腔可能都會出現沒有彈性，所以很多女性到了年紀偏大的時候，子宮周邊容易淤滯，甚至形成腫瘤，這種淤滯即使沒有形成腫瘤也會造成肝經等障礙，導致胸腔的呼吸功能，或是氣血運行不暢，最終導致乳房疾病。這些現象與疾病其實都是在生孩子後所造成的「陽氣」缺失，一開始可能只是畏冷，日後又沒有把子宮的元氣調好，最後導致氣血淤滯而腰痠背痛一生。

　　未來這本書的出版，將提供五十則子宮的養護法，開發內在血氣打

通的「健康之源」，來幫助大家的子宮恢復元氣，避免因為生過孩子之後
這些風濕寒，而傷了身體的陽氣，同時提供一些應注意的飲食，如何的調
息、如何的睡眠，來保護女性最獨特的生理——子宮，當氣血循環越好，
整個臉色就會很好，臉色好就是子宮好。

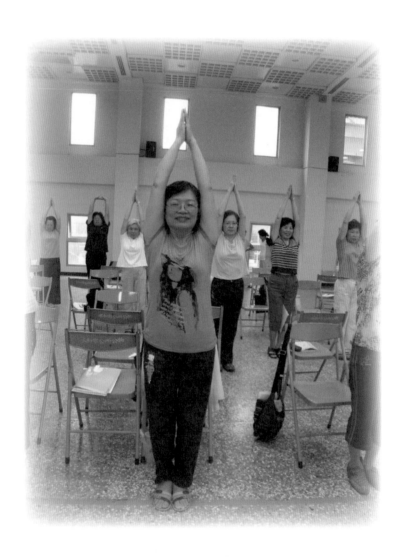

教師簡介　　陳淑貞Cindy

陳淑貞是一位心地善良的熱情天使。——宣印

　　淑貞是兩個孩子的母親，還有一個非常疼愛她的老公，她的英文名字叫做Cindy，人不僅漂亮，心地更漂亮，教導經絡拳課程有「悲天憫人」的情懷。

　　為什麼她會很受到學生的欣賞，主要是她在上課的時候有一種非常寬容的心，不以自我為中心，在課堂裡用她的眼神、用她溫柔的聲音、善良的眼神，釋放出關懷別人「真正的經絡拳」。

　　讓好多上課的人一看到她，身體非常緊繃的肌肉、不通的經絡，就已經在釋放壓力與打通經絡了。

　　淑貞老師在林口社大、永和市民大學……等，一週平均有十二堂課以上，很多人都喜歡上淑貞老師的幸福拳、經絡拳，以及所有的養生課程。

　　她可以說是在所有的教學裡，是具有超強親和力的女性老師，在一次偶然的機會與淑貞的學生聊天，這位學生也是一位企業界的老師，問他說：「我們淑貞老師教的好不好？」

　　黃老師竟然說：「很難形容老師的好，大家都佩服的五體投地。」這是相當罕見有學生會這樣形容老師的，可見每一位學生都是發自內心被她的熱情、隨和、人格魅力所吸引。

　　她是具有喜悅人格，同時具有美麗的化身，她的心一直打開著，讓每一個人在上課的過程把自己的心丟出來，一起隨著淑貞老師的聲音、音樂

帶動著打拳。

　　最後悟出，老師上課「如同飆舞般的飆拳」風格，為什麼連自己都想去上淑貞老師的課，因為老師用整個腹部、全身的情感帶動出來的雙手打經絡拳，讓大家的生命打成一片，也感動在一起，全班活絡筋骨、全身汗流浹背，感覺很舒暢、渾然忘我，這絕對是非常新鮮、有趣的一堂課。

　　現在，很想去報名「幸福拳總教練」淑貞老師的課，悅納「打經絡拳」的正面能量。

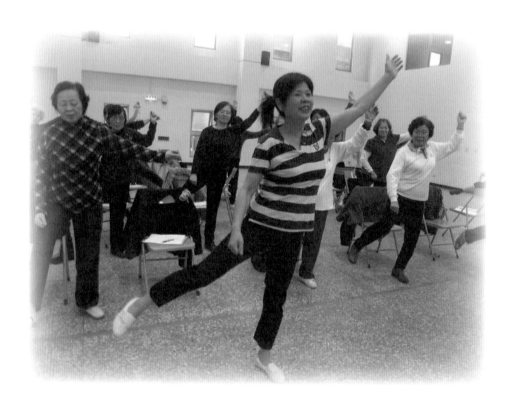

幸福操

經絡拳「幸福操」,簡單易學而且功效強,任何人都可以輕鬆學會。

有鑑於台灣的洗腎人口比例高達全世界第一,幸福操十七式,配合打幸福拳,每天操作十五分鐘,即可慢慢幫助代謝身上過多的藥物,代謝虛弱的腎臟,改善四肢的冰冷、體弱多病等。

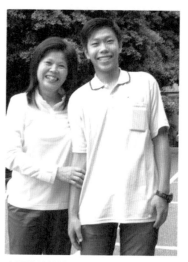

幸福拳總教練 Cindy　幸福操示範 Hum

幸福操的特色

常有煩惱的女性,承受太多壓力,身體的斑特別多,不易代謝,造成腎虛,而臀部是氣血帶動的馬達,尤其久坐之後的女性,氣血越來越弱,體質越來越冷,就不容易促進新陳代謝。幸福操發動臀部,在扭腰擺臀之間,幫助心與腦氣血帶動上來,操作完精神要好,心臟有力,心臟不梗塞、腦部不阻塞,做任何的舞蹈、瑜珈、運動也都不容易發生傷害。

因為做任何運動最終都不能扁臀,是腎虛的象徵,豐臀是盛腎、有活力。

幸福操療法配合幸福操「三手法」與經絡拳「十手法」,能促進排便、排尿,進行體內深層流汗,降低血液濃度,改善血壓、血糖的異常,經常操作皮膚光澤有亮度。

213

容易有胸悶、氣悶、四肢冰冷者，操作三週，21天，體質即可改變。

幸福操強調的「三手法」

「拍」法、「抓」法、「丟」法。「拍」著重於聲音要大，聲音響亮、清脆、振幅越大，身體的心氣就越強，有充足的生命力，可預防更多疾病的產生。「抓」，鍛鍊把病邪都抓入勞宮穴，用出勁道但過程柔暢，將病氣抓出。「丟」，丟掉病邪過程會發出聲音，代表可以把氣從八邪穴丟出。

針對丟邪氣的鍛鍊，也有一套專門的練習功法，「溫筋八邪法」，才能把病氣丟掉，經過練習之後，每一個有問題的經絡區塊，只要抓十下，瞬間解除頭痛、胃痛等，是自我醫療又可以幫助別人的方法，雙管齊下，幫助所有的女性發揮照顧自己同時照顧全家的特質。

幸福操獨特的「三掌法」

「大魚掌」、「氣功掌」、「小魚掌」。一般練氣功皆是在鍛鍊小魚掌，需要很好的心臟動力，可以改善心力增加心臟供氧量，減輕自覺症狀。大魚掌關乎肺氣強弱，並把氣送到腦部，決定一個人壽命長短。氣功掌是人一生的運勢，機會到的時候是否能把握住，掌握契機發出「勁氣」，並且是否容易與對方的氣產生連結。

幸福操啟動十根指頭，拍、抓、丟的同時，振幅越大，越容易將濁氣拉到皮膚表層。氣功掌將濁氣拍出皮部，抓起後再丟掉。

幸福操的Hum叮嚀與建議

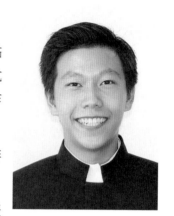

1. 幸福操最適合在中午時刻，大約在午時11點至13點操作，身體此時的「陽氣」最足，尤其可以幫助女性天生陽氣偏弱的體質。操作前將後腰腎先搓熱效果更好。

2. 建議女性盡量不要化濃妝，容易阻塞即將排出的廢物，斑就無法淡化。

3. 不可在密閉的空間操作。擺臂過程中，身體會釋放惡氣、濁氣，必須在通風地方操作。

4. 流汗時必須用毛巾立即擦乾，不能吹到風或冷氣。

5. 操作前可以飲用有能量的飲品，例如南瓜麥片粥、乳製品、濃稠飲品，供作氣血來源，不建議水果、茶等偏冷的食物。

6. 操作幸福操，不要急於一次將十七式做完，初學者，只要操作到身體發「微汗」即可。

7. 操作完，飲用溫開水500cc，或飲用番茄汁，可排毒讓皮膚更好。

8. 體質調整期間，建議不要吃貝殼類食物，容易讓體質變涼、變冷，體質改善後再食用。

9. 建議操作完，輕輕搓搓耳朵、手部、背部、腿部，沖個澡，或許小睡一下，喝個下午茶，過有屬於自己文化的藝術生活。

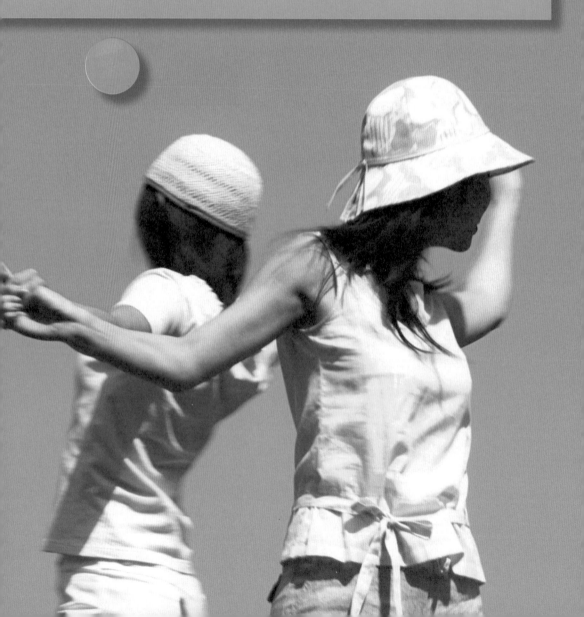

附錄
免費教導十大手法及義診活動

免費教導十大手法及義診活動

主　　旨：用幸福拳達到早期診斷和根本治療

人　　數：6人以上

申請方法：買本書即可

適用對象：對預防疾病的經絡拳、幸福拳有興趣者

講課內容：十大手法與舒緩壓力的氣血打通法

目　　的：推動全民打通經絡運動，體會到經絡有蠕動感，體內會有一股
　　　　　暖流上下遊走，疏通氣血改善身體的痠、痛、麻消除，皮膚也
　　　　　會變得比較光滑有彈性。

　　宣印學派找到了很好的方法，雙拳振動產生熱能，所以能夠促進血液循環，最大的好處在於降低心臟的負荷。既不是從食療、藥物著手，也不是針灸、按摩或推拿，只有「雙拳振動」能夠達到類似心臟輸出功率的效用、提供熱能。「振動——Tapping」打所產生的滲透壓，能夠將沈積於血管與肌肉組織裡的尿素、乳酸等不必要的廢物加速代謝，由此可見防止老化效果最好的方法就是Tapping。

　　振動——Tapping基本手技分為龍拳、虎拳、象拳、鳳拳、鶴拳、鷹拳、猴拳、豹拳、掌拍、背拍等十種拳法，拳法以動物命名，是因為牠們具有象徵東方氣場凝聚能量之涵義，是根據仿生學的概念，在自然界中人屬於動物科，動物本身有自我療癒的能力，但人會仰賴吃藥、開刀，以致於晚年受肢體控制。

　　人要強健，自己要當自己的醫生，這是拳法採用動物名稱的用意。當手握住氣，將能量灌入骨細胞，往下紮根，不只是在表面，以不同角度、速度、頻率讓身體的細胞接受到能量，這是最佳的自然療癒法。

手技療法注重拳打的滲透力，把氣滲透進經絡，打氣由輕而重分為1瓦到6瓦。初學者與關懷他人用1～3瓦，不可超過4瓦。手肘彎曲＝4瓦，彎曲的弧度1瓦（0～10cm）、2瓦（10～20cm）、3瓦（20～30cm）、4瓦（30～40cm），肘打開的反作用力＝5瓦，手肘彎到極致＝6瓦。

　　至於如何使用才能夠將氣場送入人體內，將逐一介紹經絡拳手技的臨床應用，相信對讀者將有很大助益。經絡拳手技，將能量藉由經脈深入骨骼細胞，是現今所知體外刺激等自然療法中，最具有震撼性療效的，兼具治療與預防雙重效用，非常適合現代人學習。

　　透過雙手不斷的振動，保持骨骼細胞所需血液的充盈無虞，身心自然健康。經絡拳手技的原理，就是根據不同部位的深度與角度，將能量直接送達深層骨骼細胞。

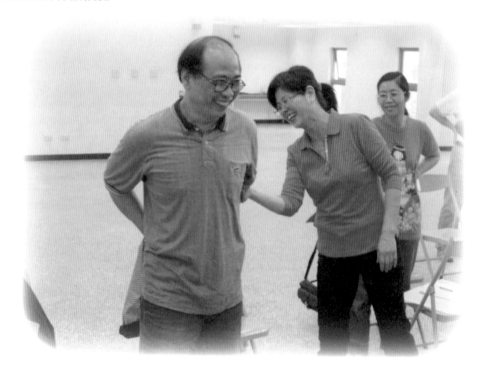

　　有一位遭受火燒燙傷的學員，臉部傷疤塗抹各種藥膏也不見明顯好轉，經過外科美容手術效果仍然有限，但是經過一年時間的持續拍打臉部，傷疤與黑色素沈澱情形大為改善，現今不但外觀完全復原，膚質更加柔潤而有光澤。我們建議皮膚不好、臉色欠佳等新陳代謝比較差的人，經常振動就能夠有效的加速新陳代謝，效用最迅速、效果顯著而且持久。

　　雙拳振動的另一個神奇效用就是修補運動神經元（細胞），運動神經元的復原就不會造成神經阻抗。肌肉緊繃造成神經阻抗，阻滯氣血循行，會帶來肢體不協調症狀，例如：肌肉無力症、四肢的疼痛或浮腫等，都是神經出了問題、神經末梢循環不佳的結果。

　　運動或意外造成的外傷，在運動神經元與細胞自動修補系統連結上，振動經絡的效用遠超過其他方法，換句話說，振動經絡是修補運動神經元最快、最有效的方法。對於中風而四肢行動不便患者，或癱瘓患者，我們強烈建議振動經絡復健，往往會有遠超過想像的神奇效用。

　　振動經絡的兩大神奇效用，就是熱能促進循環與修補運動神經元，一方面促進新陳代謝，一方面保持肢體行動敏捷，自然能夠舒緩四肢痠痛或浮腫等症狀。對忙碌的現代人而言，是一種簡單易學、效用最大、沒有不良副作用的好方法。

　　正確的振動用雙拳能夠深入體內，可以達到臟腑疾病的防治效用，建議大家至經絡拳相關課程開班地點學習，除了預防老化、延緩老化之外，對於有症狀者的自我醫療，都能夠達到疾病防治、養生保健等目的。

龍拳手技 神采飛揚

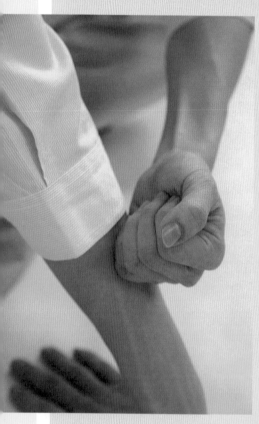

以小指與掌骨腹側為落點，直接穿透性強，手放鬆，不可太用力，1瓦即可。手中的氣虛握，虛拳實握，拇趾扣在食指、中指上。

使用部位：1.肌肉緊繃處，先放鬆。

2.一般常見穴位都可以改善。

3.怕痛區，可緩和疼痛。

4.毛髮脫落、氣血不足之處。

手技須知：頻率輕快，速度平衡，不宜太快或太慢，壓力不過大。

振動頻率：180～240次/分。

效用分析：適用於內壓釋放，頭痛、胃痛、一切疼痛的釋放。

虎拳手技 以柔克剛

虎拳是以拇趾、食指虎口區塊為落點，瞬間轉化力量，對骨縫部位、骨頭邊緣做瞬間釋放，1瓦即可。起點快速振動立即收回，骨縫處定位後不可再用力，氣灌入快而深入，1～2瓦就有效果。

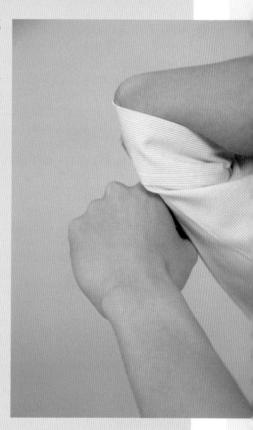

使用部位： 1.肌肉結實、體格硬。

2.骨骼痠痛，只能在上、下做處理，不可打痠痛處，深入後痠痛改善。

3.運動傷害、運動過量後乳酸值高的人。

手技須知： 應用在陽經、痛在裡層。按下才痛之處部位。操作細節為要變化角度，效果為佳。

振動頻率： 120～150次/分。

效用分析： 適用於四肢冰冷、骨質弱、血流速度慢、傳導速度快、胸悶、胃悶、氣滯現象。

鳳拳手技 鳳陽花鼓

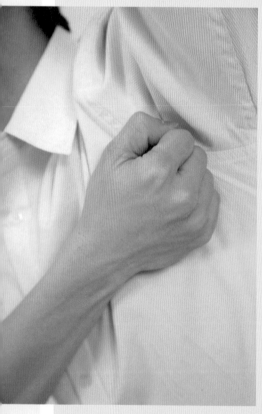

以五指的第一指節面為落點,如打鼓般開心,透過音樂、舞蹈,快樂律動,輕柔愉快,1～3瓦。

使用部位:胸脅(正、側面)、臉部(額頭、印堂)、腦側、其他。

手技須知:拳握住帶點力量集中,氣灌入才能深入,幅度快而敏捷,打出來有響聲為佳。

振動頻率:180～300次/分。

效用分析:適用在第一次接觸經絡拳、年長者、皮肉沒氣坍塌者、乾瘦怕痛者、肌肉鬆垮、呼吸不順、胸悶、心臟病患者。

象拳手技 福至神靈

以四指第二指節為落點，類似撞門、撞鐘，振動的感覺。5～6瓦。

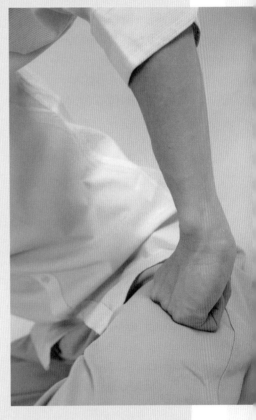

使用部位：臀部、大腿內側、小腿肚、肌肉肥厚、脂肪多的緊繃處、其他。

手技須知：拳虛握撞擊面旋轉，拋物線的原理，意念集中在處理點，遠距離振動，氣才能灌入。

振動頻率：100～120次/分。

效用分析：適用於不怕痛、精神緊繃、脾氣暴躁者。

鶴拳手技 仙鶴亮翅

掌刀輕快平穩柔和，手掌腹或手刀背振動經絡，火車律動有節拍，身體左右律動方式振動，效果較好。1～2瓦。

使用部位：臉部、腹部、任脈周邊、鼠蹊、大腿內側、肩頸、頭部、胸脅、其他。

手技須知：肌肉伸展後，以掌刀有協調性的不要忽快、忽慢振動。

振動頻率：180～240次/分。

效用分析：肌肉疼痛臉僵化，疏經活絡、行氣止痛，對胃脹痛、腹痛有療效。

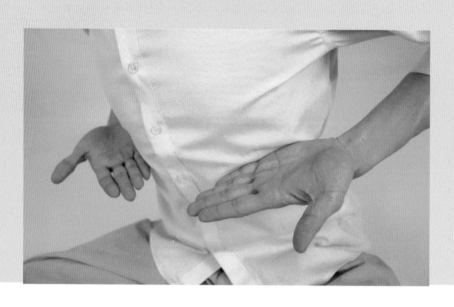

鷹拳手技 雄鷹敏捷

是以拇趾、食指虎口的角尖塊為落點，瞬間轉化力量，滲透、深層放鬆，利用傳導作用達到肢體的遠端、經脈遠端，氣傳導強而深入，將潛在的濕氣、寒氣打出，處理時有麻木、觸電的感覺。1～2瓦。

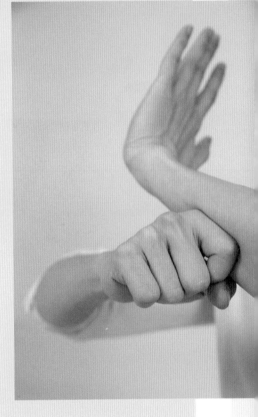

使用部位：眉骨、頭骨、百會、鎖骨關節、頜骨、手心經骨縫、小腿胃經骨縫、膝蓋後側（委中）、其他。

手技須知：拳面積小，傳導速度較深遠。

振動頻率：180～200次/分。

效用分析：活血止痛、活化關節、活血化瘀、溫潤經絡。

猴拳手技 精力充沛

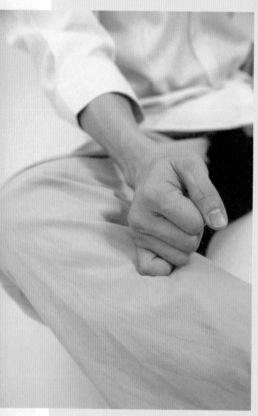

以小指關節骨為落點，為瞬間爆發力的點穴手法。針對特殊穴位，壓力均勻，原地點穴8～12下，位置不移動，速度快。1瓦。

使用部位：肌腱緊實、末梢穴位、內關、關節周圍、曲澤、曲池、隆起硬塊、過度疲勞的肌肉群、氣血凝滯、手腳不舉、其他。

手技須知：一回點穴8～12下，休息一分鐘後再繼續，連續4～8回效果佳。

振動頻率：240～300次/分。

效用分析：癱瘓、關節扭傷、瘀傷、脈絡狹窄、沾黏處處理。可消化棄置、散淤血、止痛。

豹拳手技 動作靈活

握拳手背四指關節的角尖,瞬間爆發力,直入不停住,深入點,輕響或沉重之聲音都可,祛經絡深層的邪氣寒、濕、風、熱等。5~6瓦。

使用部位:脊椎兩旁、臀部、坐骨、肌肉充實僵硬處、大腿內外側、其他。

手技須知:使用時定位瞬間鎖定部位,再氣動伸展,瞬間爆發力,使之有彈性,由重到輕,深入到表層,逐漸變輕。

振動頻率:60~100次/分。

效用分析:肩膀僵硬、手臂外側三焦經、腋窩極泉(幾下就可)。

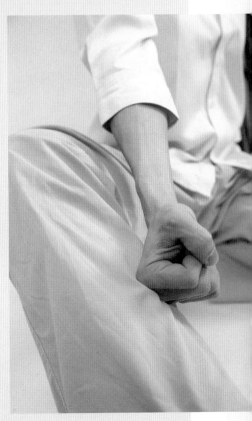

掌拍手技 補氣活血

掌心拍拍，表層血液末梢可以適應，疾病大都由皮膚滲入，洗澡前用鹽巴拍拍，讓皮膚發紅，祛瘀、祛寒氣，可祛邪解瘀。

使用部位：臉、頭、頸、全身皮膚。

手技須知：輕快、彈性，穩定的節拍，範圍大，快、慢拍都可。

振動頻率：180～380次/分。

效用分析：女性美容保養用手拍臉，用鹽巴後要擦化妝水、乳液。

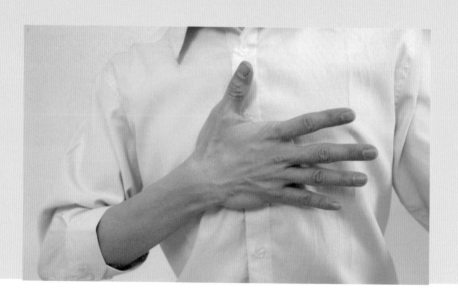

背拍手技 祛邪解瘀

背拍把體內毒素打出來、多餘的熱量釋放,逼出熱病、寒病,關節痠痛、腰背痠痛,病邪入身體,積壓體內使得該軟的地方變硬,無法伸展。

使用部位:以痛點為主,不痛處不打,把潛藏的痛處釋放掉。

手技須知:體內變硬的地方,打得到之處,有緩和作用。

振動頻率:150～180次/分。

效用分析:在睡前打有放鬆效果,分解脂肪代謝多餘的脂肪、腫痛、濕熱者清熱,醒腦明目。手背痛乃血液循環差,處理方式為先擦乳液,搓熱雙手再打。

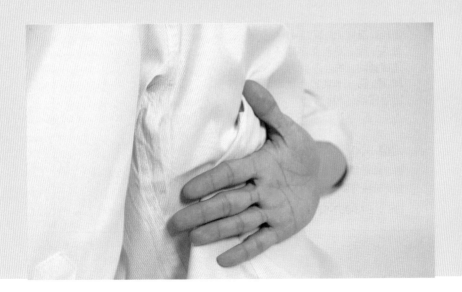

國家圖書館出版品預行編目資料

打幸福拳美人／宣印著.
－－第一版－－臺北市：宇河文化 出版；
紅螞蟻圖書發行，2010.9
面 ； 公分－－(Lohas；13)
ISBN 978-957-659-804-3（平裝）

1.經絡療法 2.運動健康

413.915　　　　　　　　　　　　　　99016437

Lohas 13

打幸福拳美人

作　　者／宣 印
發 行 人／賴秀珍
總 編 輯／何南輝
校　　對／楊安妮、鐘佳穎、Mars
美術構成／Chris' office
出　　版／宇河文化出版有限公司
發　　行／紅螞蟻圖書有限公司
地　　址／台北市內湖區舊宗路二段121巷19號(紅螞蟻資訊大樓)
網　　站／www.e-redant.com
郵撥帳號／1604621-1　紅螞蟻圖書有限公司
電　　話／(02)2795-3656（代表號）
傳　　真／(02)2795-4100
登 記 證／局版北市業字第1446號
法律顧問／許晏賓律師
印 刷 廠／卡樂彩色製版印刷有限公司
出版日期／2010年9月　第一版第一刷
　　　　　2018年6月　　　第三刷

定價 300 元　港幣 100 元

ISBN 978-957-659-804-3　　　　　Printed in Taiwan